高橋幸春

臓器ブローカー

すがる患者をむさぼり喰う業者たち

書
759

臓器ブローカー／目次

DTP　美創

プロローグ　みせしめ逮捕

「海外移植で臓器売買か　都内NPO仲介　困窮ドナーに200万円」
「親族間装い　旅券偽造《ぎぞう》　臓器売買疑惑　ウクライナ人ドナーに日本語」
（読売新聞2022年8月7日）

のちに2023年度新聞協会賞を受賞する読売新聞の「『海外臓器売買・あっせん』を巡る一連のスクープ」報道はこうして始まった。

NPOとは「難病患者支援の会」のことで、実質的な代表者の名前はこの段階では報道されていない。報道は継続的に行われ、「臓器売買か」「親族間装い　旅券偽造」「臓器売買疑惑」「生体移植」「ドナー脳死《のうし》証明『偽造』」といった派手な見出しが躍る。

そして2023年2月7日、菊池《きくち》仁達《ひろみち》がついに逮捕された。

「臓器あっせん逮捕　NPO理事長　無許可容疑　ベラルーシで移植仲介　警視庁」
「臓器あっせん『移植費用の行方　解明して』患者　徹底捜査求める」

「海外移植　捜査メス　ＮＰＯ理事長逮捕　患者『被害もう出ないで』」

（読売新聞２０２３年２月９日）

ただ、逮捕されはしたが、容疑は「臓器売買」ではなく「臓器あっせん」だった。

希望患者全員が手術を受けるには70年以上かかる

日本では１９９７年10月16日、臓器の移植に関する法律（以降、臓器移植法と表記）が施行された。これによってその後、移植する場合に限って脳死を人間の死と認め、脳死移植への道が開かれた。それからすでに27年の歳月が流れた。しかし、移植に用いられる臓器が圧倒的に不足している現実は何も変わってはいない。

臓器提供意思登録者数……17万４６２０人（２０２５年１月末現在）
移植希望登録者数………１万６８７１人（２０２５年１月末現在）

（「日本臓器移植ネットワーク」ホームページ〈以降ＨＰと表記〉）

移植希望登録者のうち、腎臓《じんぞう》１万４７７３人、心臓８１９人、肺６３４人、肝臓５０１人、膵臓《すいぞう》１３６人、小腸８人、またこれらのうち心肺同時移植を希望する者４人、肝腎《かんじん》同時42人、肝小腸同時０人、膵腎《すいじん》同時１１３人（同HP、２０２5年1月末現在）。

これに対して提供件数は、２０２４年１３８件（脳死下《のうしか》１３０、心停止後《しんていしご》８）、２０２３年１５０件（脳死下１３２、心停止後18）、２０２２年１０８件（脳死下93、心停止後15）、２０２１年79件（脳死下67、心停止後12）となっている。

実際に行われた２０２４年の移植手術は、心臓１１１件、肺１３０件、肝臓１０７件、肝腎９件、肝小腸1件、腎臓１８０件、膵腎44件、膵臓1件、小腸1件だ。

腎臓移植は毎年２００件前後行われている。が、現在の腎臓移植希望登録者1万４７７３人すべてが手術を受けるには、このままの状態では単純計算しても70年以上もかかってしまう。

だが、日本国内での、脳死下、心停止後の腎臓移植は、ここ数年、15年待ち。人工透析《じんこうとうせき》（血液透析）患者の5年生存率は60％、10年生存率は40％といわれている。つまり実際は透析治療中に、15年を待たずに亡くなる人が多いのだ。

こうした現実を背景に、経済的に余裕のある者は海外での移植に活路を見出す。

臓器移植法はその11条で臓器売買を禁止している。それは海外での売買であっても、提供者が外国人であっても違法とされる。それでも海外渡《と》航《こう》移植は後を絶たない。

12条1項は「業として行う臓器のあっせんの許可」について規定している。

「業として移植術に使用されるための臓器（死体から摘出《てきしゅつ》されるもの又は摘出されたものに限る。）を提供すること又はその提供を受けることのあっせん（以下「業として行う臓器のあっせん」という。）をしようとする者は、厚生労働省令で定めるところにより、臓器の別ごとに、厚生労働大臣の許可を受けなければならない」

菊池の容疑は臓器移植法12条1項違反だ。厚生労働省（以降、厚労省と表記）の許可を受けて「業」として臓器斡旋《あっせん》を行っているのは、公益社団法人日本臓器移植ネットワークだけなのだ。

日本国内でできないから渡航移植に賭ける

世界各国で移植用の臓器は不足している。そのために2008年の国際移植学会で「移植が必要な患者の命は自国で救うべく努力をすること」という主旨のイスタンブール宣言が採択された。

「臓器取引と移植ツーリズム（臓器そのもの、ドナー〈臓器提供者〉、レシピエント〈臓器移植を受ける患者〉、または移植医療の専門家が、臓器移植の目的のために国境を越えて移動すること）は、公平、正義、人間の尊厳の尊重といった原則を踏みにじるため、禁止されるべきである。移植商業主義（臓器を商品として取り扱う方針や実践のこと）は、貧困層や弱者層のドナーを標的にしており、容赦なく不公平や不正義を導くため、禁止されるべきである」

日本臓器移植ネットワークが斡旋するのは、日本国内だけで、海外での移植にはまったく関与していない。

海外での移植に希望を託す患者は、渡航移植を斡旋する組織に頼るしかなくなる。イスタンブール宣言以前には、日本の渡航移植斡旋組織は30社以上あった。それらは淘汰《とうた》され次々に姿を消したが、それでも2019年当時は4社あった。4社ともにHPで堂々と海外で移植を望む患者を募集していた。しかし2021年に入ると、HPを掲げていたのは2007年に内閣府の認定を取り付けていた難病患者支援の会だけになっていた。

この団体の定款《ていかん》にはその目的についてこう記載されている。

「広く一般市民、癌《がん》・難病患者に対して、癌及び難病についての普及・啓発に関する事業、癌及び難病についての情報収集及び提供に関する事業等を行い、保健の増進と医療技術の発展を図《はか》り、広く公益に寄与《きよ》することを目的とする」

渡航移植に関する直接的記述はないが、「癌及び難病患者への支援に関する事業」が海外で移植を希望する患者へのサポートにつながっている。

難病患者支援の会が斡旋してきたのは、主に腎臓と肝臓の移植だ。

腎臓は二つあり、片方を摘出しても生命予後《よご》に影響はないと考えられ、生体から摘出された腎臓が患者に移植される。

肝臓には右葉《うよう》、左葉《さよう》があり通常は3分の2を占める右葉が用いられる。健常な肝臓であれば、左葉だけでも肝機能に障害が起きる可能性は少なく、短期間で再生し、元の大きさに戻る。

こうした理由から腎臓、肝臓の二つの臓器は、臓器売買による生体移植が可能になる。臓器を売るドナーはイスタンブール宣言で述べられているように貧しい人たちがほとんどだ。

心臓と肺は、脳死ドナーから提供されたものが使用され、臓器売買の可能性は、腎臓、肝臓よりは少ないが、遺族が売買に応じる可能性もあり、ゼロというわけではない。

厚労省は2005年度に「渡航移植者の実情と術後の状況に関する調査研究」を行っている。

この調査によれば、海外で腎臓移植を受け、国内の病院に通院している患者は、198人。渡航先は9カ国にわたり、中国（48施設）、フィリピン（20施設）、アメリカ合衆国（18施設）が多かった。

肝臓移植は、オーストラリア（20施設）、アメリカ合衆国（19施設）、中国（14施設）の順だ。

「○○ちゃんを救う会」が臓器移植法に抵触しない理由

最新の調査は、「臓器移植の実施状況等に関する報告書」（2023年6月8日）で、この中に「海外渡航移植患者の緊急実態調査」について記載されている。菊池逮捕を受けて早急に行われた調査のようで、渡航移植について以下のように記されている。

令和5年5月31日までに、調査の対象である203施設280診療科の全ての施設及び診療科より回答があった。海外に渡航し移植を受けた患者であって、令和5年3月31日時点で当該《とうがい》医療機関に外来通院している者の数は543名、そのうち生体から臓器の提供を受けた者の数は42名、死体から臓器の提供を受けた者の数は416名、不明な者の数は85名であった。当該患者の臓器ごとの内訳は心臓148名、肺2名、肝臓143名、腎臓250名であった。当該患者の渡航先ごとの内訳は米国227名、中国175名、オーストラリア41名、フィリピン27名、ドイツ13名、コロンビア11名、ベラルーシ5名、インド4名、パキスタン4名、スウェーデン4名、カナダ4名、ベトナム3名、韓国3名、ブルガリア2名、タイ2名、英国2名、トルコ1名、カザフスタン1名、メキシコ1名、ブラジル1名、カンボジア1名、台湾1名、アルゼンチン1名、エジプト1名、イタリア1名、不明7名であった。仲介団体が介在した事例は25名であった。

この報告書は調査方法を具体的に記載していないので断定はできないが、仲介団体が介在したとされる25例については、これは子供の心臓移植で、「○○ちゃんを救う会」などが「ボランティア組織」を立ち上げ、今や3億円とも4億円ともいわれる移植費用を集め、アメリカの病院で移植手術を受けたケースだろう。

患者とアメリカの移植施設との仲介役を果たすのは、移植を推進する国立大学医学部の附属病院とその移植医で、これらの渡航移植は医師がイニシアチブを握っているために、臓器移植法に抵触することはない。

生体から臓器提供を受けたレシピエント42人だが、フィリピンが臓器売買を一時期認めていたので「合法」的な臓器売買による移植も考えられるが、ほとんどが非合法の臓器売買によるものと推測される。生体移植か死体から提供されたドナー臓器なのか出所《しゅっしょ》が不明という85人も、答えにくい事情があるから不明と回答したのだろう。おそらく臓器売買による移植と思われる。

死体から臓器の提供を受けた者の数は416人。しかし、移植臓器はどこの国でも不足しているのだ。亡くなった提供者の臓器を日本人に優先的に移植する国があるとは思えない。死体からの臓器であっても金銭の授受があると考えるべきだ。それに死体か生体か、患者の自己申告であれば、そもそも申告そのものが虚偽《きょぎ》という可能性も十分考えられる。

さらに厚労省調査に回答しない病院、患者も予想され、実態はこれらの数値よりも多いと見られる。

つまり500人前後、あるいはそれ以上の患者が海外で、しかも臓器売買による移植を受けている可能性が極めて高いということだ。

菊池逮捕のニュースを見た時、私は、反射的に「みせしめ逮捕」だと思った。私の取材に対して彼は、逮捕の数カ月前に「警察にマークされていると思う」と答えていた。

菊池は、日本人患者を引き受けてくれる病院を探すために中央アジア数カ国を訪問して帰国し、成田空港で別室に呼ばれ、1時間以上荷物検査を受けた。

「これまでにあんなことはなかった」

警察は逮捕に向けてすでに動いていたのだろう。

日本語HPを開設している国際的組織の存在

臓器斡旋組織は、菊池の難病患者支援の会の他に、海外腎移植事情研究協会（海腎協）、臓器移植119、そしてNPO法人・海外腎臓移植無料サポート協会（KTSA）があった。KTSAは代表が2019年に急逝《きゅうせい》して、組織は消滅した。海腎協と臓器移植119は活発に渡航移植を進めていた。

海腎協は2020年11月に2人の患者をブルガリアの首都ソフィアにある病院に送っている。腎臓移植を受けた患者は、12月に帰国、羽田空港でPCR検査を受けている最中に亡くなった。不審死と判断され、行政解剖が行われ、同行した妻が東京空港警察署で事情聴取を受けている。

もう1人の患者は肝臓移植を受けたが、結局、年が明けた1月に現地で死亡した。移植が行われたのは、ブルガリア警察も内偵捜査を進めていたいわくつきの病院で、家宅捜索に入った。日本にもその情報が流れ、海腎協にも警視庁の捜査の手が伸びていた。死亡した肝臓移植を受けた患者には父親が現地まで付き添っていた。患者本人、父親、そして海腎協の中谷正代《なかたにただし》表（仮名）とのメールのやりとりが警視庁によって徹底的に分析された。さらに父親は、ブルガリアでの移植を仲介したトルコ国籍の移植コーディネーター、タラクチュ・ハカン（Tarakçı Hakan）と中谷とが、ベッドの上でドル紙幣《しへい》を勘定《かんじょう》する姿を目撃している。

しかし、海外での臓器売買移植は立件が極めて困難で、結局、中谷逮捕には至らなかった。なかなか証拠が摑めないからだ。

臓器移植119は「中国、フィリピン、ベトナム、カンボジア、インドネシア、インド、イラン、スリランカ等で400人以上の内外の患者をサポート」とHPで宣伝していた。最近はパキスタンでの移植を進め、複数の死者を出している。移植がなんとか「成功」しても、重篤な感染症に苦しみ、帰国後、半年以上の入院を余儀なくされた者も少なくない。移植に失敗し、車椅子生活になった者さえいる。それでも代表の長友弘幸《ながともひろゆき》（仮名）は、渡航移植の斡旋を止《や》めない。

現実には臓器移植法の11条、12条はあって無きに等しいザル法なのだ。

菊池逮捕は、警視庁が威信《いしん》をかけた逮捕劇でもあった。

現在（2025年1月）は保釈中の菊池が声を荒らげる。

「逮捕容疑は12条1項違反。でも、取り調べは初期段階から臓器売買の容疑で、執拗《しつよう》な尋問《じんもん》が繰り返されました」

だが結局、臓器売買では逮捕、起訴できなかった。菊池逮捕には、なんとしても渡航移植を阻止し、斡旋組織の解体を目論《もくろ》む警察当局の思惑が滲《にじ》み出ている。

しかし、菊池を逮捕したからといっても渡航移植はこれからも続くだろう。移植を望む日本人患者は確実に存在する。そして、国内の斡旋組織すべての動きを封じたところで渡航移植を止めるのは不可能に近い。なぜなら日本国内の臓器ブローカー（斡旋業者）は国際的な臓器斡旋組織とつながり、連絡を密に取りながら患者の移植を進めているからだ。

インターネット上で日本語によるＨＰを開設している国際的な組織が2社、存在する。国際組織にとって、菊池の逮捕は日本人患者を自分たちの組織に導き入れる格好のチャンスなのだ。

菊池が問われているのはベラルーシで行われた2件の移植だ。ベラルーシでの移植には外国人枠があり、臓器も死亡したドナーから提供される。菊池が、ベラルーシ国内の法律を犯したわけでもない。

それでも彼は臓器あっせん罪に問われた。渡航先の国で合法的に行われた移植であっても逮捕され、立件が困難な臓器売買による移植なら逮捕されない（＝逮捕できない）という皮肉な現実を露呈させた。

菊池逮捕後、一時期は逮捕を警戒して動きを止めていた国内の臓器ブローカーは、国際的な渡航移植組織と手を組み、水面下で再び活発に動き始めた。

第1章　天津市第一中央病院臓器移植センター

２０２３年11月28日、東京地裁で菊池被告に対する判決が下った。菊池本人には懲役8カ月、ＮＰＯ法人難病患者支援の会に対しては１００万円の罰金刑が科された。菊池はその日に控訴した。控訴審は翌２０２４年9月18日に開かれ、12月6日には判決が言い渡された。控訴は棄却され菊池は当然のように上告した。

なぜ布団屋だった菊池は渡航移植業を始めたのか

２００３年頃だった。菊池が渡航移植にかかわるようになった契機は、兄の同級生が慢性腎不全に陥ったことだ。兄を通じて、中国で腎臓移植が受けられないか打診された。当時、菊池は中国・上海《シャンハイ》で布団製造業を営み、現地で工場を経営していた。

菊池は語った。

「中国人スタッフに移植事情を調べてもらったら、日本人でも移植可能だということがわかり、復旦《ふくたん》大学附属中山医院を訪れました」

外国人でも、2、3週間で腎臓移植手術を受けられた。

「兄の知人が移植を受け、元気になった」

それまで人工透析、腎臓移植などの知識はまったくなかった。兄から依頼された患者の移植費用は三百数十万円だった。

その後、口コミで菊池の話が慢性腎不全患者に伝わり、1年に1人か2人、同じように移植の仲介を頼まれて病院へ取り次いだ。そして、依頼が次第に増えていった。

一方、布団製造会社は苦境に立たされた。10代の頃から布団製造業で働き、20代前半で起業している。1998年には生産工場を上海に移転し、社員260人を抱える企業に成長していた。しかし、厳しい価格競争で、大手に太刀打《たちう》ちできずに倒産に追い込まれた。

会社が倒産し、菊池は中国での移植斡旋を本格的に推進するようになる。移植を望む患者が菊池を頼って移植の相談に訪れるようになった。理由は簡単で、日本国内では移植用の臓器が極端に不足しているからだ。透析を受けている患者総数は34万7474人にも達している（2022年12月末現在、日本透析医学会HP）。

透析患者は2倍のスピードで年を取る

　腎不全の最末期に陥った患者は透析を受けなければ生きられない。腎臓は、腰のあたり、脊柱《せきちゅう》（背骨）の左右に1個ずつある、にぎりこぶし大のそら豆形の臓器だ。腎臓の役割は血圧の調整、ホルモンの活性化、塩基バランスの調整など多岐にわたる。最も大切なのは体内の老廃物及び水分の排泄《はいせつ》だ。

　この大切な役割を担っている腎臓が腎炎、糖尿病などで障害を受けると、その機能が次第に失われていき、最後は正常な日常生活が営めなくなる腎不全となる。腎不全の最終段階では、尿が出なくなり、体内の老廃物やミネラル成分が排泄できなくなるため、やがて死に至る（リンが血管を石灰化して破壊し、カリウムが心臓を直撃し止める）のだ。

　腎不全に陥った患者を死から救う治療法が透析療法（血液透析）だ。透析療法とは、排泄機能を失った腎臓の代わりに体外のろ過《か》装置を用いて血液を浄化する治療法だ。

　体の血管に2本の注射針をさして、その1本から血液をろ過装置に導き、ろ過器で血液の汚れをこし取って、きれいになった血液を、再びもう1本の導管から体内に戻すのだ。これを週3回、1回につき4時間程度続けて、生命を維持する。

　この療法の問題点は、血液のろ過といっても、腎臓が休む間もなく24時間働き続けているのに対し、透析では週に十数時間しか血液の浄化が行われないことだ。しかも尿（原尿）の99％

を再吸収し、そこで必要な成分を人体に戻す腎臓と異なり、透析でのろ過は、いわばふるいにかけるだけだから、質的にも機能が異なっている。

こうした理由で、透析患者の血液は健康な人に比べて何倍も濁《にご》っているといえる。

また透析は、腎臓が常時働いて恒常性（安定した状態）を維持しているのに対し、2、3日分の汚れと水分を短時間で排泄する。本来なら尿として排泄される水分を透析によって除去するしかなく、透析患者は尿が作られないので排尿ができず、よって水分の補給が制限される。予め決められた体重まで数時間で減量するため、一時的に体の恒常性が崩れ、これを調整するのに体のエネルギーを大量に消耗する。

これらの不具合のため、透析患者は健常者の2倍のスピードで年を取るともいわれている。また、透析患者によって様々だが、全身に症状が出る。

血圧低下あるいは高血圧、むくみ、だるさ、関節痛、動脈硬化、頭痛、頭重、不眠、骨粗《こつそ》しょう症などの症状が現れる。夏の暑い時期には十分な水分を摂り、血流をサラサラな状態にしておかなければならないのに、わずかな氷のかけらを口に含み、喉《のど》の渇きに耐える患者は多い。こうしたことから脳血管障害や心不全、悪性腫瘍などで死亡するケースが多くなる。一方、透析療法でも比較的体調を維持でき、それほどの苦痛もなく生活している人もいる。

臓器移植は9割が生体からの移植

人口100万人あたりの日本の血液透析患者は、2022年は27781人で、国民の約360人に1人が透析患者となり、台湾、韓国に次いで世界3位だ。

新たに透析の導入を開始する患者は、2017年に4万人を超え、それは2021年まで続いている。その一方で2017年から2021年まで、毎年約3万1000人から3万5000人の透析患者が亡くなっている。2022年はコロナの影響からか、3万8000人もの透析患者が死亡した。

だが2022年末の統計では、透析歴5年未満の患者が全体の46・8%を占め、透析歴20年以上は8・6%、30年以上が2・4%、40年以上が0・4%、最長透析歴は52年1カ月にも達している。透析歴の長い患者は確実に増加しており、10年以上の透析歴を持つ患者は27・6%だ。1992年末には1%に満たなかった透析歴20年以上の患者は、前述のように2022年末には8・6%に達している（日本透析医学会雑誌）。

透析でも、以前よりは長期生存が可能になってきた。しかし、1日おきの透析治療を「鎖《くさり》につながれたようだ」と感じる患者は多い。透析と腎臓移植とでは、QOL（Quality of Life＝生活の質）がまったく違う。移植を受けた患者は、健常者とほぼ同じ生活を営むことができるからだ。

慢性腎不全は治癒せず、根治療法は腎臓移植しかない。しかし、移植手術までの待機期間は平均15年。

透析患者は、今では約35万人に達していると言われているにもかかわらず、移植を希望する者は約1万5000人。透析患者数に対して移植希望者が少ないのは、患者が透析治療に満足しているからではない。

かすかな確率でも移植に希望を託すためには、日本臓器移植ネットワークに新規登録料3万円を支払い、毎年5000円の更新料が必要になる。登録者は「レシピエント選択基準」に基づき、コンピューターで公平に選択される仕組みになっている。移植希望の登録者数が少ないのは、経済的な負担が大きい上に、あまりにも移植が望み薄のため、最初からあきらめているからだ。

腎移植には死体腎移植と生体腎移植がある。死後提供される腎臓が少ないために、日本では生体腎移植が多く行われてきた。しかし、日本移植学会は生体腎移植には消極的だ。日本移植学会及び日本臨床腎移植学会が策定したガイドラインにはこう記載されている。

「ドナーに医学的なメリットはないため、医療の基本の立場からは健常である生体腎移植ドナーに侵襲《しんしゅう》を及ぼすような医療行為は望ましくない、これを避けるべきである。やむを得ず生体ドナーからの臓器移植を行う場合には、国際社会通念として確立しているWHO指導指針（1

991年、2010年改訂)、国際移植学会指導指針(1994年)、イスタンブール宣言(2008年)、厚労省公衆衛生審議会による『臓器の移植に関する法律』の運用に関する指針、日本移植学会の倫理指針などを遵守《じゅんしゅ》し、生体ドナー候補者の身体的、心理的、及び社会的擁護に最大限努めなくてはならない」

心停止、脳死による献腎移植例は極めて少なく、結局、「例外的にやむを得ず行う」、親族から提供してもらった腎臓による生体腎移植が、日本国内では主流になってしまっている。

2021年の国内での移植件数は、生体腎1648例、献腎125例、計1773例。

2022年は、生体腎移植1584例、献腎198例、計1782例が行われている(日本移植学会、日本臨床腎移植学会HP)。

つまり国内で行われる腎臓移植の9割が生体移植なのだ。

透析と移植は、慢性腎不全治療の両輪と言われてきたが、透析医療だけが異様に肥大化し、移植のほうは、例外的に行われるべきはずの生体腎移植が主流となっているのが現実だ。そうなると、家族からの腎臓提供が望めない患者は、海外に活路を求めるしかない。

故・加藤紘一代議士の存在と菊池のNPO設立

本格的に移植斡旋をするようになった菊池は、古くから付き合いのあった、当時、衆議院議員だった加藤紘一《かとうこういち》（故人）に移植事業について相談を持ちかけている。

彼は、渡航移植を事業として継続するためにＮＰＯ法人を設立し、２００７年にＮＰＯ法人・難病患者支援の会を立ち上げた。

「２００８年秋頃、臓器移植法12条1項の解釈について、加藤紘一先生を通じてレシピエントを中国へ案内する支援活動は、厚生労働大臣の許可が必要なのか否か、厚生労働省へ打診して頂きました」

当時はまだ渡航移植斡旋組織が乱立している時代だった。上海に工場を設立し、片手間で、患者に移植手術を引き受けてくれる病院を紹介するのとは違って、菊池は慎重だった。

菊池の依頼を受けて加藤議員は厚労省の見解を質《ただ》している。菊池は加藤議員から厚労省の見解を聞いた。

「大丈夫だよ、菊池君を取り締まることになれば、『〇〇ちゃんを救う会』など、すべてダメになってしまう。でも、ドナーと接触したり、臓器を手配したりすることは絶対にしてはいけない。営利目的もダメだ。会計は明確にしなさい」

菊池は加藤紘一の助言を守り、今日まで渡航移植を進めてきたと胸を張る。

１７０人を中国の移植病院へ案内したが、うち約50人は術前の検査で移植手術不適応と診断され、移植を断念せざるを得なかった。移植手術を受けた人の中でも、約20人は1年以内に移植臓器が生着《せいちゃく》せずに死亡したり、透析治療に戻ったりした。約100人が移植に成功している。

「私はたくさんの患者の命を救ってきた」

菊池は東京地裁の法廷でこう述べた。

中国は正確な数字を公表していないが、移植臨床例は世界トップレベルだ。

国際的に非難される中国での臓器移植

しかし、中国での移植は世界的に非難されている。それは、人権上の問題からだ。デービッド・マタス（David Matas）はカナダの人権派弁護士として知られ、デービッド・キルガー（David Kilgour）は閣僚経験のあるカナダの元国会議員だ。2人のデービッドは中国で行われている臓器移植についてレポート「ブラッディ・ハーヴェスト（Bloody Harvest）」（＝「血まみれの収穫」。この邦訳版は桜田直美［訳］『中国臓器狩り』アスペクト刊）を発表した。

2人は、中国では死刑囚、良心の囚人《しゅうじん》、ウイグル族、さらに法輪功《ほうりんこう》（仏教の教義を使いながら気功の修練をする集団。中国政府を批判する。政府は「邪教」として非合法化した）の学習者から摘出された臓器が、国内だけではなく日本人を含む外国人レシピエントに高額な価格で売却され、移植されている事実を告発し、2010年ノーベル平和賞候補にノミネートされた。

このレポートを受けてアメリカ下院は、2016年6月、「すべての良心の囚人からの臓器狩りを即刻停止することを中華人民共和国政府と中国共産党に要求する」など6項目からなる決議案343号を可決している。

マタス弁護士は中国での移植について、私のインタビューでこう語っている。

「丹念に移植件数を算出すると、中国政府が公式に発表する年間移植件数1万件は否定されてしまう。私たちの分析では、中国での移植件数は年間6万件から10万件と推定され、高い数値のほうを強調したい。

中国政府が認めている1万件も、臓器のほとんどは良心の囚人（主に法輪功実践者〈註＝法輪功は「中国のオウム真理教」と、当局からはみなされている〉）から摘出されたものだと思われる。

中国政府はすべての臓器は自主的な提供であると主張しているが、実証可能な裏付けはなく、受け入れがたい。年間移植件数の6万件から10万件というのも、多くが良心の囚人が臓器提供源と見られる。

中国政府は私たちの算出した数字を否定している。しかし、私たちが割り出した数値を否定することは中国の移植病院が発表している数値を否定することでもある」

こうした現実は日本にも無縁ではないと、マタス弁護士は警告を発している。

「日本人向け移植ツーリズムの需要に応えた大規模な移植病院が中国にはいくつか存在する。そうした病院と日本の移植斡旋機関は提携関係にある」

マタス弁護士の指摘する通り、中国での移植を斡旋する組織は、日本に存在する。中国での移植を主に推し進めてきたのは、NPO法人・難病患者支援の会だ。代表の菊池が、ドナー事情について語っている。

「中国のドナーは、亡くなられた方から提供されるものと、死刑囚から提供されるものです。死刑囚からの移植は今も続いていると思われます。法輪功関係者からの臓器摘出はあったかもしれない。今はやっていないと思うが……」

中国の移植は新疆《しんきょう》ウイグル自治区から始まったと言われている。

新疆ウイグル自治区、死刑囚のまだ生きている遺体からの移植

イギリスに亡命した中国人医師エンヴァー・トフティ（Enver Tohti）は、まだ生存している死刑囚から臓器を取り出した経験を持つ。

1995年6月、当時のトフティはウルムチ中央鉄道病院の外科医だった。ウルムチは、新疆ウイグル自治区の首府だ。主任外科医から「熱くなる仕事」だと告げられ、翌朝9時に医療チームと救急車の準備をするように指示された。

麻酔科医と2人の助手を乗せ、救急車は主任外科医が乗る車の後について行った。しかし、車内はすぐに重い空気につつまれる。救急車が向かっていたのは、反体制派グループを処刑す

る西山処刑場だとわかったからだ。険しい丘の手前で2台の車は止まった。

トフティは主任外科医から命じられた。

「銃声が聞こえたら丘の向こうに回り込め」

しばらくすると銃声が聞こえた。一斉射撃のようで、何発もの銃声が響き渡った。再び主任外科医の車の後について走った。

車が止まった場所には、射殺されたばかりの遺体が転がっていた。10体なのか20体なのか、それを数えている余裕はトフティにはなかった。武装警官が声を上げた。

「こいつだ」

30歳ぐらいの男で、他の囚人はすべて坊主頭だったが、彼だけは長髪だった。外科医であるトフティは、もう1点、その男に他の囚人とは異なるところがあることに気づいた。

「その男だけは、右胸を撃ち抜かれていた」

「手術しろ」主任外科医が命じた。

「何の手術をするんですか。すでに死んでいるのに……」

だが、男は死んではいなかった。

主任外科医は再度、命令した。

「肝臓と腎臓を摘出せよ」

指示は「その男から」というものだった。男はすぐに救急車に運び込まれた。

「麻酔は不要。生命維持装置も不要」主任外科医の声が響いた。「意識はない。メスを入れても反応はしない」

麻酔科医は何もしようとしなかった。

トフティが男の体にメスを入れた。男の体が大きくのけぞった。命令されるままにトフティは肝臓と腎臓を摘出した。

その後、それでも男の心臓はまだ動き、脈打っていた。トフティに残された仕事は、遺族のために開腹部の縫合を丁寧にすることだけだった。

翌日、主任外科医が「昨日はいつも通りの日だったよな？」とトフティに語りかけてきた。主任は臓器摘出を口外しないように釘を刺してきたのだ。「はい」とトフティは答えるしかなかった。

のちにトフティはイギリスに亡命する。が、まだ生存していた死刑囚から臓器を取り出した事実を語るのには、15年という歳月が必要だった。

トフティが亡命したのは、この摘出手術が理由ではない。新疆ウイグル自治区は中国の実験場ともいわれ、核実験なども度々行われた。その周辺地区でがん患者が多発している事実を西側に流したことで、身の危険を感じたからだ。

「西側の価値観を知り、事実を明かさなければいけないと考えるようになりました」

謝礼二千数百万円が関係各方面に飛び交う

1990年代の中国の移植医療は、臨床経験を積み重ねる段階で、こうした強引な方法を繰り返しながら進歩を遂げてきた。中国の移植医療レベルは、アメリカや日本とほぼ同じ水準を維持していると思われる。

そして、今も中国で移植を受ける患者、受けたいと望む日本人患者は少なくない。中国でなら渡航から帰国まで2カ月から3カ月で移植が可能なのだ。

つまり、レシピエントに適合するドナー臓器が、それだけの期間で現れる、ということだ。

2007年以降、難病患者支援の会からは、毎月、定期的にレシピエントが中国に送られ、腎臓移植手術を受けていた。

「中国側の病院とも信頼関係が築かれています」

菊池は悪びれることなく私の取材に答えていた。

ドナーに関しての情報が書面で説明されることはない。しかし、死刑囚からの臓器移植の場合、臓器提供の知らせは午前中にレシピエント側に伝えられるのが一般的らしい。

〈北京からきた臓器〉

これが死刑囚から提供された臓器を指す、関係者間で通用する隠語だ。

中国での腎臓移植費用はおよそ二千数百万円。そして、この移植費用は毎年数百万円単位で上がっていった。

難病患者支援の会の評判を聞いた医師から、中国での移植を望む患者が紹介されてくるようになった。そうした患者を中国に送ったケースがいくつもある。移植に成功してレシピエントが日本に戻ると、医師から連絡が入った。

「一部の医師は、患者紹介の謝礼を私に要求してきました」

難病患者支援の会は東京国税局の税務調査を受けている。設立から2009年までの2年間に、海外での臓器移植の斡旋で受け取った金など総額約6000万円の所得隠しを指摘され、修正申告をしている。

菊池はこれらの金の使途について、渡航移植患者を紹介してくれた医師への謝礼だったと認めている。

中国への渡航移植は、斡旋組織と患者といった単純な構図ではなく、そこに、日本の泌尿器科医、透析医が仲介役を果たしてきたという現実も見過ごすことはできない。

患者を難病患者支援の会に取り次いだ医師は、患者の詳細な治療歴、症状、移植に必要なデータを記載した紹介状を、渡航先の病院、医師宛に作成する。紹介状の費用だけではなく、手術に成功すれば患者から日本側の医師に対して、当然のように「謝礼」が支払われてきた。つまり1件の移植手術について、数千万円の金が患者、斡旋組織、医療関係者の間で飛び交う極めて胡散臭《うさんくさ》い世界なのだ。

現在はインターネットの普及もあり、患者個人が斡旋組織と直接、接触するケースが増えてきた。また2008年のイスタンブール宣言以降は、医師側も斡旋組織への患者紹介を控えるようになった。

新鮮な臓器を摘出できる、中国の「脳死マシーン」

中国は、ウイグル族を犠牲にしながら臓器移植技術を向上させてきた。「大紀元《だいきげん》」（中国から脱出した反共産党の人たちが作ったアメリカに拠点を置くメディア）は、中国が死刑囚を脳死にする機械を作った、と報道している。大紀元は日本語版も発行されている。

「中国は2000年代、人を意図的に脳死させる『脳死マシーン』を開発した。側頭部《そくとうぶ》を打撃することで脳幹《のうかん》を停止させ、人を瞬《またた》く間に脳死にさせるこの機械は、2012年2月に重慶《じゅうけい》の米国領事館に逃亡した法医学者で重慶公安部長だった王立軍《おうりつぐん》（現在、服役中）が考案したもの」（「大紀元」佐渡道世《さどみちよ》　2019年1月10日）

中国の死刑は、1997年から「銃殺または注射等」と定められている。だが、銃殺あるいは薬物による刑の執行をしていては、移植用の臓器として使えなくなる。そのために死刑執行の手段として「脳死マシーン」が開発されたのかもしれない。

移植は、心停止した死体からの臓器よりも、脳死ドナーから摘出した臓器のほうが、生着率が高くなる。

さらに脳死の臓器よりも生体から摘出した臓器を、阻血《そけつ》時間（移植臓器に血流が再開されるまでの時間）を可能な限り短縮してレシピエントに移植したほうが、生着率、生存率が高くなる。

これは想像でしかないが、わざわざ脳死にする必要はなく、おそらく生きたまま臓器は摘出（生体腎移植と同様に摘出）されているのだろう。私と同じように考える日本の移植医もいる。

しかし、そのためには、臓器摘出チームと優れた麻酔科医が必要になる。

そうした手間を省くために脳死マシーンが使われているのかもしれない。脳死状態で臓器を摘出し保存液に浸せば、現在では遠隔地への移動も可能だ。

臓器摘出の手術施設を備えたバスも確認されている。

このようにして死刑囚から摘出された臓器が日本人患者を含む外国人患者に移植されてきた。

肝臓は「マンション一つ買える」額

難病患者支援の会を通じて、2013年に中国で移植を受けた患者を取材した。

「肝臓がんと診断され、医師からは余命半年の宣告を受けていました。こちらは命がかかっている。症状は日々悪化していく。いつ提供されるともわからない日本臓器移植ネットワークになんか頼っていられません。あの時、中国での移植を決意しなければ、今、私は生きていません」

日本臓器移植ネットワークによれば肝臓移植の待機期間は約1年といわれている。腎臓と比較すれば待機期間は短い。これは肝臓移植が必要な患者の余命は1年以内であり、それを過ぎると患者が死亡するケースが多くなるからだ。

肝臓移植を希望して日本臓器移植ネットワークに登録した4200人（累計）のうち、1744人（42％）が死亡している（2023年12月時点）。実際、年間100件余りしか移植手術はなされないのだ。そのために家族、親戚から提供してもらう生体肝移植に切り替えるか、あるいは海外での移植に希望を見出すしか術《すべ》がなくなる。

小野田忠《おのだただし》さん（仮名）が中国に渡り、肝臓移植を受けたのは40代後半。健康を取り戻し、現在は大阪で包装用紙専門の卸売業《おろしうりぎょう》を営んでいる。

斉木輝雄《さいきてるお》さん（仮名）も同じ時期に中国で腎臓移植を受けた。彼もまた40代後半で働き盛りだった。斉木さんの父親は46歳で慢性腎不全を発症し透析治療を受けていたが、透析開始後10

年で死亡している。

「移植しなければ、父親と同じに10年後は死ぬんだと思いました。日本臓器移植ネットワークに登録しましたが、待機期間15年と聞かされ、待っている間に私は確実に死ぬと思いました」

もう1人、漆原大介《うるしはらだいすけ》さん（仮名）もやはり50代に入り腎臓移植を受けた。電気機器メーカーの社長だ。

「私は日本臓器移植ネットワークに登録していません。最初から献腎移植、そして身内からの生体腎移植はあきらめていました。生きるためには海外での移植以外に考えられませんでした」

3人は同時期に中国の天津《てんしん》市第一中央病院臓器移植センター（天津市第一中央医院・器官移植中心）で移植手術を受けた。

一部には脳死からの提供もあるが、ドナーの多くは死刑囚、あるいは「良心の囚人」、法輪功関係者と言われている。

3人は難病患者支援の会に移植手術を依頼、腎臓は2000万円、肝臓は「マンション一つ買える費用」を支払っている。つまり肝臓は3000万円台、4000万円台だと思われる。中国国内でも肝臓移植を望む患者は多く、移植用の肝臓を日本人に回してもらうためには様々な経費が必要となる。

選択肢のない患者に「座して死を待て」と言えるか

岡山大学の粟屋剛《あわやつよし》教授（当時。専門は生命倫理学）は、中国での移植についての調査を1995年から開始している。日本人患者、海外渡航移植援助業者（通訳・サポート業者ないしは仲介業者）らと中国を訪れ、現地調査を行っている。その調査結果をもとに、アメリカ連邦議会（下院）公聴会で証言、意見陳述も行ってきた。

粟屋教授は調査の目的についてこう述べている。

「臓器摘出対象とされる死刑囚等に人権があるように、自国内で移植が受けられずに外国に出向く患者にも人権がある。前者が国家権力の下の弱者なら、後者は医療権力の下の弱者である（とくに日本の場合）。（略）

選択肢のない患者に『座して死を待て』と言うことが真の倫理とは考えられない。さらに言えば、このような倫理的・法的、社会的問題に真っ向から取り組まなければ生命倫理（学）の存在意義は消失すると思われる」

日本人レシピエントに対するアンケート調査は、2014年3月末時点で、有効回答41通、2015年2月18日時点で55通にのぼる。

▼手術年

1998年以前　6%
1998年～2002年　4%
2003年～2007年　20%
2008年～2012年　43%
2013年以降　27%

▼年収（レシピエント）
500万円未満　23%
500万円以上1000万円未満　33%
1000万円以上1500万円未満　19%
1500万円以上2000万円未満　2%
2000万円以上　23%

▼手術金額
500万円未満　8%
500万円以上1000万円未満　44%

１０００万円以上１５００万円未満　25％
１５００万円以上　23％

▼仲介料
１００万円未満　8％
１００万円以上５００万円未満　29％
５００万円以上１０００万円未満　31％
１０００万円以上　32％

年収１０００万円未満のレシピエントが６割近くを占めており、彼らが多大な金銭的犠牲を払って中国での移植に臨んでいる事実がうかがえる。

移植に消極的な日本移植学会

３人が、多額の金銭を払ってでも中国での移植に踏み切る切実な事情は、それぞれである。

斉木さんは、父親だけではなくおばも透析治療を受け、10年後に死亡している。いとこにも透析患者がいる。

「透析の限界のようなものは早くから知っていた。だからなるべく透析の導入を先送りにすべくやってきた」

食事を制限して、塩分をはじめとしてタンパク質、カリウム、リンの摂取量を調整し、薬だけで満腹になるほどの量を服用していた。肌はカサカサに乾燥し、爪はボロボロの状態だった。

「体中に斑点《はんてん》が出てきて、それが大きくなり傷んだ桃のようになって広がっていった。亡くなった父親の姿とまったく同じ状態だった」

日本臓器移植ネットワークから提供される献腎を待っている余裕などない。当然、生体腎移植を考えた。ではドナーを誰にするのか。

日本移植学会は生体腎移植には消極的だが、「例外的にやむを得ず行う場合」には、WHO指導指針、国際移植学会指導指針、厚労省公衆衛生審議会による「臓器の移植に関する法律」の運用に関する指針を参考にし、以下の点を遵守することとしている。ドナーの選定には厳しい条件が課せられている。臓器売買を未然に防ぐためだ。

(1) 親族に限定する。親族とは6親等内の血族、配偶者と3親等内の姻族《いんぞく》をいう。

(2) 親族に該当しない場合においては、当該医療機関の倫理委員会において、症例毎に個別に承認を受けるものとする。その際に留意すべき点としては、有償提供の回避策、任意性の担保等があげられる。

(3)提供は本人の自発的な意思によって行われるべきものであり、報酬を目的とするものであってはならない。

(4)提供意思が他からの強制ではないことを家族以外の第三者が確認をする。「第三者」とは、ドナーの権利保護の立場にある者で、かつ倫理委員会が指名する精神科医等の複数の者をいう。

(5)ドナーへのインフォームド・コンセントに際しては、ドナーにおける危険性と同時に、レシピエント患者の手術において推定される成功の可能性について説明を行わなければならない。

(6)ドナーは提供手術が実施されるまで、提供の意思をいつでも撤回することが可能である。

(7)20歳未満ならびに自己決定能力に疑いのある場合には、ドナーとなることはできない。

しかし実際の移植医療の現場で、「提供は本人の自発的な意思」「提供意思が他からの強制ではないこと」などを確認するのは困難を極める。

第2章　渡航移植患者

臓器移植法が施行される前、移植医療の黎明期《れいめいき》では、移植手術は医療と患者側の合意の上で進められた。医師が移植についての説明をし、レシピエント、ドナーの意思確認も行っていた。

移植手術を受けたいという夫婦が相談にやってくる。夫が慢性腎不全で人工透析治療を受けていた。ドナーになるのは妻だ。

「妻もドナーになるのに同意している。移植をしてほしい」夫が来院の意図を告げた。

妻も夫に頷きながら話を聞いていて、すでに夫婦の間で話し合いが行われ、妻も腎臓提供に同意していると思われた。

「白血球の血液型」ＨＬＡの適合

医師が移植に向けてＨＬＡ（Human Leukocyte Antigen＝ヒト白血球抗原）検査、血液型などいくつかの検査について説明した。ＨＬＡが不適合なら移植はできない。

１９５４年、フランスの免疫学者ジャン・ドセーによって、ＨＬＡは「白血球の血液型」として発見された。ＨＬＡは白血球だけにあるのではなく、様々な細胞に存在し、組織適合性抗原として働いていることがわかった。

ＨＬＡが遺伝子の第６染色体《せんしょくたい》にあることもわかり、このＨＬＡが人間の免疫システムをつかさどっている。ＨＬＡは両親からその半分ずつを受け継ぐため、親子や兄弟の間でも一致する確率は低いが、一卵性双生児同士の場合には、このＨＬＡがすべて一致しているために、拒絶反応は起きないことが証明されている。

非血縁者間ではＨＬＡが一致する確率は数万分の１程度と言われている。ＨＬＡが合致しなければ、移植された臓器はレシピエントの体内で異物と認識され免疫システムが攻撃を開始する。

このＨＬＡの適合数がなるべく多い者同士間での移植なら、拒絶反応も最小限に食い止めることが可能になり、当然、移植の成功率は高くなる。とはいえ一卵性双生児同士の移植でもない限り、拒絶反応は必ず現れる。

免疫反応は、移植臓器だけではなく、ウイルスなどの侵入に対しても反応し、人間の体はこの免疫システムによって健康が維持される。臓器移植はこの免疫拒絶反応をいかにコントロールするかの闘いでもある。

　1970年代の腎臓移植は、まだ医療としては確立されていなかった。1980年代に入り優れた免疫抑制剤が日本に導入されるようになり、揺るぎない医療となった。

臓器提供したくない妻と、そんな妻に財産を残したくない夫

ところが検査の数日後、臓器の提供を了解していると言った妻から病院に電話が入った。

「先日していただいた検査の件でご相談があるのですが……。私の腎臓は、適合性に問題があるという検査結果にしてもらうわけにはいかないでしょうか」

　夫の説明では、妻が腎臓を提供すると同意したので、移植の相談に来たという話だったが、実際はそうではなかった。妻は納得しないまま、夫に連れられて来院したのだ。

　ドナーの意思確認ほど困難なものはない。夫婦だから「一心同体」などと思い込むことがいかに危険をはらむか。当時の移植医は少なからずこうした経験をしている。

　このようなケースは今日でも起こり得る。夫が妻に提供を求めても、妻が拒否する。それでも夫は妻に提供を求める。

「俺が死んでもいいのか」

　激しい言葉で妻をなじる。

資産がある場合はさらに問題は複雑になる。

「そんな妻に俺の財産を譲りたくない」

臓器提供をめぐり、離婚に至ることもある。

あるいは夫に隠れて妻が臓器斡旋組織を訪れ、「夫に海外で移植してやってほしい」と訴えるケースさえある。

遺伝性の場合の葛藤「誰に提供するか」

慢性腎不全の原因は、腎臓自体が病態を持つ一次性のものと、そうではない二次性のものがあり、一次性の代表的なものはIgA《アイジーエー》腎症《じんしょう》だ。血尿やタンパク尿などの症状が現れる慢性糸球体腎炎《まんせいしきゅうたいじんえん》の一種で、日本人を含むアジア人に多い病気とされる。

生活習慣病に起因する二次性のものでは、糖尿病性腎症、高血圧性腎症（腎硬化症《じんこうかしょう》）などがある。

この他には遺伝性のものもある。

斉木さん（第1章）は妻を最初からドナー候補から外した。

「いくら夫婦だからといって妻の意思を尊重しなければならないと思った。それに子供の将来も考えた」

日本の移植医療は世界のトップレベルにあるとはいえ、まったく不安がないわけではない。父親が倒れ、臓器を提供した妻までも体調不良になれば、誰が2人の子供を育てるのか。

「それに……」

万が一にも子供にも自分と同じ症状が出た時、誰が腎臓を提供するのか。それを考えると、妻にドナーになってくれとは決して頼めない。

斉木さんは、70歳を過ぎた母親が健在だった。母親を説得し、一緒に東京女子医科大学病院を訪ねた。移植医から手術についての説明を受けた。母は臓器提供に同意し、移植のために血液型やHLA検査がなされた。マッチングには何の問題もなかった。しかし、土壇場で母親の意思が翻った。

「もう少し元気に長生きして、孫たちの成長を1年でも長く見守りたい……」

母親からの臓器提供は暗礁に乗り上げた。

——あなたの孫を一人前に育てるために、俺にはオフクロの腎臓が必要なんだ。

そんな言葉が喉まで出かかった。必死にそれを飲みこみ、新たな移植の道を模索《もさく》するしかなかった。

斉木さんのようなケースは他にもある。

父親は早くに他界、母親が慢性腎不全になり、透析を受けていた。一人娘が母に腎臓を提供しようとしたが、母親は娘の将来を思ってそれを強く拒絶した。

日本臓器移植ネットワークからの移植は望めない。死期が迫りくる母親に長女が思いあまっておじに相談した。

「おじさんの臓器を母親に提供してもらえないだろうか」

おじが答えた。

「すまないがあきらめてくれ。俺の腎臓は、俺の子のために残しておきたいんだ」

経済的余裕があれば渡航移植で命をつなぐことも可能だが、その資金がなければ、いつ来るともしれない日本臓器移植ネットワークからの連絡を待ち続けるしかないのが現実だ。

「水槽に付いたコケ」で「信用できると思った」

斉木さんはインターネット上に二つの海外渡航移植の斡旋組織がHPを立ち上げているのを見つけた。そして2013年の春先、まず一つ目の組織を訪ねる。しかし、そこに違和感を覚えた。

「長年、商売をしていると詐欺師もやってくる。そうした経験から、ここはあやしいと直感しました」

斉木さんは中古車販売会社を経営している。祖父、父親も建設業を営んでいた。経営者としての冷徹な判断力があったのだろう。

最初の組織の事務所の中には、スチール製ロッカー、机が置かれていたが、いくつか段ボール箱が部屋の隅に積み上げられていた。

「すぐに引き払って引っ越しができるような雰囲気だった」

二つ目、NPO法人・難病患者支援の会を訪ねたのは5月だった。事務所に水槽が置かれ、熱帯魚が泳いでいた。水槽にはコケが付いていていた。

「信用できると思った」

斉木さんは、そのNPO法人の菊池代表から説明を受けた。移植費用は総額2000万円、往復の旅費、中国での滞在費、移植にかかる医療費、すべてが含まれている。ドナーは脳死者の場合もあれば、死刑囚の場合もある。

死刑囚の臓器を移植に用いる際には、本人そして家族の同意を得てから行われ、死刑囚の家族にも高額な謝礼が支払われるという説明を受けた。

移植までの待機期間は早ければ2週間程度、長くても2、3カ月と言われた。指定された都内の病院でいくつかの検査を受けた。その前に一時金として7月に500万円をNPO法人に振り込んだ。

「その年の夏は代謝が悪くなっていて、尿の量も少ないし、汗もかかなくなっていた」

9月末に入り、菊池代表から連絡が入った。

「すぐに北京に飛んで」

斉木さんは1人で成田空港から北京に向かった。

「もしかしたら生きて日本の土を踏めないかもしれないという不安は当然ありました」

しかし、移植するには中国に行くしかなかった。残金1500万円は訪中直後に妻がNPO法人に送金した。

自宅を出る時、母親が不安そうに言った。

「本当に大丈夫なの……」

オフクロがくれないからこういうことになってんだよ――と喉まで出かかった。

「しばらく家族の関係はギスギスしたというか、どうしても殺伐《さつばつ》とした雰囲気になる。自分の寿命というか、死期が見えてくると、そういう気持ちになってしまう」

北京空港には菊池代表が待っていた。

「肝臓移植を受けた患者が亡くなったばかりで、今、大変なんです」

空港で最初に聞かされたのは、3カ月間待機し、ようやく肝臓移植を受けた患者が死亡したという知らせだった。難病患者支援の会を通じて移植を受けようとして訪中していたのは斉木さんだけではなかった。

「待機している日本人が5人くらいいたと思います」

移植を希望する患者は、臓器が出るまで天津市内のホテルに宿泊する。そのホテルには日本食のレストランがあり、和食を摂ることができた。そこで斉木さんは、小野田さん、漆原さんと知り合うことになる。3人はそれぞれ異なる事情を抱えていた。

「患者同士でいろいろ情報を交換しました。中にはお金だけだまし取られた人もいれば、中国人と養子縁組をして生体移植を受けさせてやるという斡旋団体にひっかかった人もいて、すでに実績を上げていた難病患者支援の会にようやく辿り着いたという人もいました」

「すぐに出る」と言われて訪中した斉木さんだったが、それからが長かった。肝臓移植を待つ小野田さんは8月に、漆原さんは斉木さんより数日、早く訪中していた。滞在費は長期にわたっても、支払った移植費用の中にすべて含まれる。

「患者には一人ひとり通訳が付き、トラブルが起きた時や病院との対応にあたるようになっていた」

2カ月ホテルで待たされ、突然の電話で手術室に駆け込む

2週間が経過しても3週間が経過しても、通訳からは何の連絡もなかった。結局、斉木さんも漆原さんも、天津のホテルで2カ月間の待機状態になる。

漆原さんは長年患っている糖尿病から腎不全になり、透析治療を受けるようになった。透析の導入は2013年3月だった。

「透析を受けながら、なんとか会社経営を続けようと考えましたが、1日おきに透析していてはとても無理。海外にも出張できない。国内の移植までの待機期間を知り、私は即座に渡航移植を決意しました」

漆原さんは日本臓器移植ネットワークには登録していない。

その一方で、海外での移植を考え、いくつかの斡旋団体を訪ね歩いた。難病患者支援の会は三つ目の斡旋組織だった。

「私が社長を務める会社の税務を担当する税理士事務所が、同じく難病患者支援の会の経理も担当していました。それで、きちんと税金を納めている団体だと知って、信頼して相談しました。でも天津で透析を受けている時は通訳が付かなかったので、こちら側の意思を伝えるのが困難で、ずいぶん苦労しました」

透析治療は、受けた当日はぐったりしてしまい体が使いものにならなくなるが、翌日は比較的楽になる。漆原さんは斉木さんと一緒に天津市内の観光をし、万里《ばんり》の長城も見学した。緊急連絡用に渡された携帯電話を常に所持していた。だが、いくら待っても電話はかかってこなかった。

漆原さんより前に天津入りしていた患者が先に移植を受け、元気になって帰国していった。その姿には励まされた。

漆原さんに移植の機会が回ってきたのは10月末だ。

「ちょうど結婚記念日でした」

脳死者からの提供なのか、死刑囚から提供されたものなのか、漆原さんはあえて聞こうとはしなかった。ただ、病院側から告げられたのは、37歳の男性から提供された腎臓だということだった。それだけで十分だった。漆原さんが帰国したのは手術から2週間後だ。

漆原さんが元気になり、帰国するのを見送った数日後の午後3時、今度は斉木さんの携帯電話が鳴った。

「どこにいますか」通訳からだった。「病院に早く来てください」

声の調子から緊迫した様子が感じられた。荷物をまとめてホテルをチェックアウトした。ホテルから病院までタクシーで15分程度。午後5時に病院に着いた。

午後8時に手術室に入った。

「2カ月は長かったけれど、15年待つよりはずっといい」

待機期間中、先に移植を受けた幾人かの患者に、手術について尋ねていた。

「目が覚めたらICU（Intensive Care Unit＝集中治療室）のベッドに寝かされていた」

それぞれが術後の様子をそう答えていた。

元気だった時の斉木さんはよく酒を飲んだ。父親から「酒を飲んでいると麻酔が効きにくい」と聞かされていた。その話がふと脳裏をよぎった。手術室で「数を数えろ」と言われたので「7」まで勘定したのは覚えている。

だが斉木さんは、手術の途中で意識を覚醒した。目を開けるとまだ手術室にいた。術後に入る予定のICUではなかった。麻酔が切れてしまったことを訴えようとしたが、口に人工呼吸器を装着され、声が出せない。だが、すぐに麻酔科医が気がつき対応してくれ、再び意識を失った。

「渡航移植した患者は引き受けない」と言った浜松医大

午前7時頃、ICUで目を覚ました。手術には10時間余りを要したと通訳から聞かされた。

「最初に尿袋（蓄尿袋《ちくにょうぶくろ》）を確認した。出ていたのは血尿だったが、それでもうれしかった」

手術後1週間入院してから斉木さんは退院し、10日目には日本の土を踏んでいた。

中国を離れる時、斉木さん、漆原さんの2人は3週間分ほどの免疫抑制剤を処方された。

せっかく移植手術を受けても、免疫抑制剤を服用しなければ、移植臓器は廃絶（機能を完全に失うこと）に追い込まれる。

中国で移植手術を受けた日本人患者がどれくらいいるか、実態はつかめていない。しかし、日本の医療現場では、中国で移植を受けたレシピエントをめぐって多くの混乱が生じていた。

共同通信が、中国で腎臓移植を受けた患者が診療拒否に遭ったというニュースを配信した。

「『海外で臓器移植した患者は受け入れない』との内規に基づき浜松医大病院（浜松市）が診療を拒んだのは、正当な理由がない限り診療を拒んではならないと定めた医師法に違反するとして、中国で腎移植を受けた静岡県掛川《かけがわ》市の男性（66）が、大学に慰謝料など約１９０万円を求める訴えを静岡地裁に起こしていたことが13日、分かった」（２０１６年10月14日）

浜松医大病院に限らず、海外で移植を受けたレシピエントの診療拒否が起きていた。

もちろん「海外で臓器移植した患者は受け入れないように」と、診療拒否の通達を厚労省が出しているわけではない。

しかし、厚労省健康局疾病対策課臓器移植対策室長から都道府県等衛生主管部（局）長宛の「事務連絡 平成22年2月15日」には、「無許可での臓器あっせん業が疑われる事例について」と題して次のように記されている。

「管下《かんか》の医療機関で無許可あっせん業が疑われる事例が発生した場合は、当室あて御連絡いただく旨、周知願います」

厚労省が中国への渡航移植を制限するために出したと受け取られかねない文書だが、現実には曲解されて診療拒否の根拠になっている可能性があるのだ。

斉木さんは妻と一緒に静岡県A市にある大学の附属病院でもあるF病院を訪ねた。F病院は日本移植学会のトップを務めたT医師が院長を務めていた。T医師は渡航移植患者のケアにあたると菊池は聞いていたので、F病院を勧めたのだ。

受付で事情を説明すると、受付は「院長が直接お会いになるそうです」と告げた。斉木さんは同行した妻と一緒に院長室に入った。中国で移植を受けてきたと説明した。

「あんたは犯罪者なんだから、これから警察に連絡する」

予想もしていなかった言葉が返ってきた。妻が今にも泣き出しそうになるほど、激しい口調でT医師は斉木さんを詰《なじ》り出した。

術後のケアどころか、免疫抑制剤の処方も頼めそうにもない状況だった。

「診療拒否ならかまわないよ」

斉木さんが言い返した。

するとT医師は「診療拒否はしていません」と態度を軟化させ、「とりあえず検査だけでもしましょう」と言い出した。

斉木さんは、F病院は信頼できない、と思った。結局、手術後の傷のケアを受け、免疫抑制剤の処方箋を出してもらい、F病院を離れた。

先に帰国していた漆原さんもF病院を訪れていた。同じように院長室に通され、結局、2週間程度の免疫抑制剤を処方されただけで、追い返されている。

2人は難病患者支援の会の菊池代表と一緒に、継続的に術後のケアと免疫抑制剤を処方してくれる病院を探し当て、それ以来、そこで1、2カ月に1度検査を受け、処方箋を出してもらっている。

1カ月2カ月の遅れが命取りになる肝臓の移植

関西地区に住む小野田忠さんはB型肝炎のキャリアで、母子《ぼし》感染だった。

「兄弟3人ともキャリアで、肝硬変から肝臓がんになるまで3年半。2013年1月に肝臓がんと診断されました」

妻や親戚から提供してもらうべく京都大学医学部附属病院で適合検査をしたが、誰とも適合しない。結局、海外での移植に望みを託すしかなかった。

「肝臓がんは症状が急激に悪化します」

4月、都内の渡航移植斡旋団体を訪ねた。

「用意ができたら連絡をする」

そう聞かされて自宅に戻ったが、3カ月経過しても何の連絡もなかった。日々、症状を悪化させる卸売業社長の小野田さんを見ていた社員が、難病患者支援の会を見つけ出してくれた。すぐに連絡を入れた。

「菊池代表が大阪まで来てくれた。その頃の私は、新幹線で東京に行く体力的な余裕がもうなかった」

説明を聞きすぐに訪中して移植をする準備を進めた。

「悩んでいる余裕なんてなかった」

移植費用をかき集めた。

「医療者の側は余命半年の宣告だけですむのかもしれないが、こっちには育てなければならない子供が3人いる。半年で死ぬわけにはいかない。どんなことをしても移植費用を集めなければならない。給付された保険金や貯金を使い、一部は借金もしました」

8月中旬に関西国際空港から北京に向かった。

天津の病院で移植前に検査、治療を受けた。待合室で順番待ちをしている時、中国人患者が話しかけてきた。

「すでに移植を受けた患者で、定期検査に来たと言っていた。中国は移植医療がすでに一般の医療になっているのを実感した」

それ以外はホテルのベッドに身を横たえているだけだった。小野田さんは、しばらくして、斉木さん、漆原さんとホテルの朝食会場で知り合う。

「2人は体調のいい時は外出していたけど、私にはとてもそんな体力はありませんでした」

10月に入り、症状はさらに悪化。ホテルを出て病院に入院した。やはり肝臓移植を待っていて、移植は受けられたが、直後に死亡した人もいた。

「その方は中国に来た時にはもう最末期だった。移植しても100％成功するわけではない。これはもう賭けでしかない」

小野田さんも自らの死を予感した。そして10月15日午後7時、突然知らされた。

「これから手術をします」

ドナーは死刑囚なのか、あるいは脳死者なのか。2カ月間ホテルに滞在し、死刑囚からの臓器移植は通常だと深夜午前0時頃から開始されることが多いと知った。

「私の場合、交通事故で亡くなった方から提供された肝臓のようだった」

午後8時には手術室に入り、手術が開始された。手術は8時間に及んだ。

翌朝、ICUで目を覚ましたが、眼鏡が外されていて周囲の状況は見えなかった。意識も朦《もう》朧《ろう》としていた。体内にはカテーテルが何本も注入されている。ICUには通訳が入ることができない。不安な日々を過ごした。

4日後、個室に移された。見ると腹部が逆Tの字に開腹され、医療用のホッチキスで留められていた。

「手術後は一日も早く日本に戻りたい。最低3週間はリハビリが必要と言われたが、2週間で私は帰国した」

関西国際空港に降り立ち、そのまま自宅に戻った。そして夜が明けると同時に福井に向かった。菊池代表が、術後のケアと免疫抑制剤を処方してくれる病院をすでに確保していた。その病院にしばらく入院し、体調を整えて退院した。

「それでも1年半くらいはあっちが痛い、こっちが痛いという状態が続きました」

現在、肝臓は順調に機能し、仕事にも復帰した。

帰国して間もなく、中国での肝臓移植を思案する患者から電話を受けた。小野田さんは自分の体験を話した。

「その後、中国で肝臓移植を受けたようですが、その方は亡くなりました。肝臓は急激に悪化していくので、1カ月2カ月の遅れが本当に命取りになります。私も中国行きが2カ月遅れていたら、どうなっていたかわかりません」

中国で移植を受けた3人はそれぞれ切実な事情を抱えていた。

しかし、一方でこうした中国での移植には国際的な批判があるのも事実だ。

コロナで、ついに全面的に中断となった中国での移植

前述したカナダの人権派弁護士、デービッド・マタスは警告を発している。

「日本で移植技術を学んだ中国の移植外科医は数多い。また中国は日本から移植関連の薬剤を輸入してきた。日本政府が一部資金提供している中国の移植病院も1軒ある」

この「日本政府が一部資金提供している中国の移植病院」というのは、おそらく日中友好医院のことだろう。菊池は、中国側から、この病院で心臓と肺の移植が可能だ、と連絡をもらったことがあると私に証言している。

マタスが指摘する通り、中国での移植を斡旋する組織が日本には複数存在した。

マタスは最後にこう訴えていた。

「日本の政府高官も医療界も、こうした事態に何の策も講じていない。日本はこの点については遺憾《いかん》ながら後《おく》れを取っている。見て見ぬふりは、共謀と同じことではないだろうか」

こうした内外の批判に、2015年1月1日、中国当局は死刑囚からの臓器摘出を中止すると発表した。しかし、政府がそう発表しても、死刑囚からの臓器摘出が止んだわけではない。

「中国が死刑囚からの摘出を中止したと発表したとしても、本当に中止したかどうかはまた別の問題だ。腎臓移植は毎月複数行われ、肝臓は2桁台になった」

と菊池は語り、難病患者支援の会からはその後も患者が中国に渡り移植を受けていた。

中国での移植が中断するのは、コロナによるパンデミックで、中国への入国が事実上不可能になったからだ。

患者が証言するように、中国で移植手術を受けていなければ、彼らは今も生きていたかどうかは極めてあやしい。日本での移植は絶望的で、生きる権利を求める医療弱者と、人権が保障されない中国での政治的弱者とが交錯するのが渡航移植の現実だ。

中国への道が閉ざされた難病患者支援の会の菊池は、中国に代わる渡航移植先を確保する必要に迫られ、中央アジア諸国に活路を見出した。それが今回の逮捕劇につながった。

第3章 立件不可能

菊池逮捕の契機は、中国ルートを閉ざされ、中央アジアに患者を送ったことだが、それには前日譚《ぜんじつたん》がある。

海外腎移植事情研究協会（海腎協）の仲介によりブルガリアのソフィアに送られた患者と付き添いの父親から、救援を求める連絡が菊池のところに寄せられた。都内在住、肝硬変に陥っていた渋谷《しぶや》次俊《つぐとし》さん（仮名）だ。彼は最初、難病患者支援の会に相談に訪れた。

菊池は患者のデータを中国、アメリカの病院に送り移植の可能性を打診したが、「緊急に移植が必要な症状ではない」と診断されたため、渋谷さんにコロナが沈静化するまで待つように助言した。

しかし、渋谷さんは体力の低下が著しく、1人では入浴もできない状態に陥っていた。一日も早く移植を受けたいと思ったのか、次に訪ねたのが海腎協だった。

老舗・海腎協の渡航先はフィリピンそしてメキシコ

海腎協は渡航移植のいわば老舗《しにせ》だ。閉鎖以前のHPでは自らについてこう記載していた。

私共が海外での腎臓移植のお手伝いを始めて、今年で31年目を迎えました。フィリピン国立腎臓移植研究所で行われる腎移植手術の情報提供を皮切りに、現在ではアジアと欧州および北米エリアの4カ国で合法的に行われる、生体腎移植および生体肝移植手術の情報提供をしております。(略)

私共では24時間、マンツーマンでのサポートを提供しますので、言葉の心配もありません。このようにして今日までに、130名を超える患者さんに海外の医療機関で行われる生体腎移植を受けるためのアドバイスをさせていただき、この中には5名の医師と歯科医の先生もいらっしゃいました。海外での腎移植について、あらゆる観点から患者様のお役に立てると確信いたします。ほんの少し手を伸ばすだけで、透析と決別することが出来るのです。(略)透析からの離脱を真剣にお考えでしたら、ぜひ当会の長年にわたるノウハウをご活用ください。

海腎協は都内新宿区にオフィスがあり、運営する中谷代表は「結婚式からAVまで撮る」カメラマンでもあり、「サイドビジネス」として、海外での移植を手がけている。

不幸にも腎臓不全を患い、一日おきに極めて辛い人工透析や腹膜《ふくまく》透析を強いられている患者さま、（略）あるいは肝硬変等を患われ、余命宣告を受けられた患者さんもおいでのことと存じます。また、現状に甘んじることなく、腎移植や肝移植を受けたいが、ドナー（臓器提供者）がいないため、それらの臓器移植手術を諦めている患者さまも多いことでしょう。（略）

当会は、このような窮状をお抱えの患者さんに朗報となる情報を、1987年以降、30年以上にわたり発信し続けています。30有余年に及ぶ長い歴史の中では、医師・歯科医師など医療関係者をはじめ、文化人・芸能人・プロスポーツ関係の方々の移植手術もサポートさせていただきました。

HP上のプロフィールからはやさしく温厚そうな人柄が浮かんでくる。しかし、髭をたくわえた風貌からは人を寄せ付けがたい雰囲気が醸し出されている。菊池を裁く法廷の傍聴券を求めて並ぶ中谷は、やはり傍聴券を求めて並ぶ報道関係者の視線を警戒しているせいか、大きなサングラスとマスク姿で、かえって目立っていた。

海腎協が渡航先に選んでいたのはフィリピンだ。スラムに住む貧困層がドナーで、年間に数百例の臓器売買による生体腎移植が行われていたようだ。それは2000年代に1000例を超えたのではないかと言われた。レシピエントの多くは外国人だった。

国内外の批判にさらされ、フィリピン政府が臓器売買を禁止したのは2008年のことだ。それからも当局の目を盗んで臓器売買は行われたと思われる。しかし、次第に取り締まりが厳しさを増したため、海腎協は主にメキシコに患者を送るようになった。

メキシコも臓器売買は禁止しているが、地方都市に行けば、「臓器売ります」といった貼り紙が今でもあるような国だ。だがメキシコもコロナで入国が困難になった。

謎のコーディネーター、ハカンが提示したブルガリア・ルート

海腎協は、腎臓移植を望む70代の患者と、もう1人肝臓移植を希望する渋谷さんから手術を要請され、以前から交流のあったトルコ国籍のコーディネーターで医師でもあるタラクチュ・ハカンに打診した。ハカンが提示したのが、ブルガリアのL病院だった。

2020年12月に肝臓移植を受けた渋谷次俊さんはまだ42歳（当時）で、子供も2人抱えていた。

次俊さんには父親が最初から付き添った。

「次俊の症状が日々悪化し、医師からも余命宣告を受け、移植を受けなければ間違いなく死に至ることがわかっている。渡航移植に問題があることを知っていても、次俊はそれに頼るしか方法がなかったのでしょう」

次俊さんはインターネット上にHPを立ち上げていた海腎協に行きつく。

次俊さんに付き添ってブルガリアまで同行した父親が怒りに満ちた口調で語る。

「海外での移植がグレーの世界だというのはわかる。しかし、生きるためには渡航移植に賭けるしかない。海腎協のやり方は、そういう患者の弱みにつけ込んで金だけ取って、後は知らん顔だった。中谷は最初から最後まで、何から何までデタラメだった」

海腎協の中谷が釈明する。

「ブルガリアでの移植は、腎臓も肝臓も私は初めての経験です。その他の国では腎臓移植の斡旋は経験していますが、肝臓は初めてです。残念な結果にはなりましたが、そういった私の経験については、事実をお二人に十分に説明して、納得していただき進めてきた話です」

しかし、その説明内容に問題はなかったのか。

中谷の指示通りの金額を、腎臓移植患者も、次俊さんも用意している。

肝臓移植を望む次俊さんがブルガリアでの移植に心を動かしたのは、「ハカンが関係する、アンカラ（トルコの首都）にあるシンジケートが動き、3人のドナー候補が見つかった」という中谷からの情報だった。その中の1人については「身長190センチ、体重100キロ」と具体的な体格に言及している。

ブルガリアでの移植には、中谷だけではなく、ブローカーであり医師でもあるハカンが暗躍し、2人が手を組み進めていた。次俊さんは身長180センチ、体重90キロ。大柄なドナーから摘出される、大きな肝臓が必要になる。

死亡したドナーからの移植の場合、レシピエントの肝臓が全摘され、そこにドナーから提供された肝臓すべてが移植される。

生体肝移植では肝臓の一部を移植に用いる。肝臓は再生する臓器で、健全な肝臓であれば、全体の3分の1が残されていれば、やがて完全に再生し全身の代謝を維持することができると考えられている。

肝臓は3分の2を占める右葉と残り3分の1の左葉に分かれている。小さいほうの左葉は、子供への移植に用いられる。

成人から成人への移植は通常は右葉だ。健康なドナーであれば左葉が再生するとはいえ、3分の2を占める右葉を摘出するのだ。移植医が最も恐れるのはドナーの死だ。そのために日本移植学会は肝臓摘出には厳格なガイドラインを設けている。

日本の場合、ドナーに残される左葉は総量の35%以上でなければ、ドナーからの肝臓摘出は不適応になり、移植手術はできなくなる。

「私どもが聞かされていたのは、ドナーの7割の肝臓を摘出するという話でした」

中谷はこんな説明を患者にしている。

「標準的には40％から最大65％を切除するようで、これは患者の体格よりもドナーの状態によるとのこと。40％から50％の切除でも命の危険にさらされるドナーもいれば、60％切っても大丈夫なドナーもいるようです」

いくらなんでも「7割」という説明はしないのではないか。私は本人に確認してみた。

中谷の弁はこうだ。

「摘出するパーセンテージについての正確な記憶は残っていませんが、ドナーの左葉の一部を用いて1回目の手術を行い、患者の自己肝の一部は残す。次いで、その植え付けた左葉が大きく成長した段階で自己肝を摘出する二段構えでオペを行うと医師から聞かされました。私とハカンが院内を歩いている際、たまたま執刀医《しっとうい》の教授と出会ったため、『オペはいつを予定しているのか？』と聞いた際に説明を受けたと記憶しています。この説明をそのままレシピエント側に伝えました」

一方、次俊さんの父親は「7割」という説明を中谷から受けたという。

ドナーからどれほどの量の肝臓を摘出するのか、その量と「二段構えでオペ」という情報を、中谷がいつ次俊さんに告げたのか、大きな疑惑が残る。

無謀としか言いようのない手術

レシピエントの右葉を残し、摘出するのは左葉、そこにドナーの左葉を移植する手術が、実際に行われた。しかもハカンが手配したドナーは次俊さんより小柄なウクライナ人だった。

それを次俊さん本人が聞いたのは、手術直前だった。その時の状況を、次俊さんがＬＩＮＥ（ライン）で伝えた記録が残されている。

〈手術当日にそんな話になったのでどうかなと〉

〈そもそも僕の肝臓を残すなんて話聞いていないし、（註＝ドナーは）見るからに僕より小さくて疑問もありました〉

手術当日、「体格のいい」ドナーの右葉「7割」を摘出、レシピエントに移植するという話は突然消え失せ、小柄なドナーの左葉を移植するという無謀としか思えない手術に変わってしまった。

私は、この点について中谷に質した。

〈ネットで調べたって、通常、右葉を移植するという事実がすぐにわかったはずです。患者の側に立てば、こんな手術は止めるべきだったと思います。この点について責められることはな

いと今もお考えでしょうか〉

中谷の回答そのままを紹介する。

〈ネットで調べるもなにも、なんら疑念を持っていなかったのですから、そのようなアクションには繋《つな》がりようがありません。先日高橋さんから、大人への左葉移植は禁忌《きんき》（註＝私は禁忌とまでは言っていない。この言葉も使用していない）だと聞かされた後、ネットで情報を集めましたが、確かに現代では右葉移植が一般的ですが、一概に左葉は禁忌とは読み取れません。

そんな専門的な判断が求められることまで注意義務を発揮しなければ責められてしまいますか。肝移植手術の実情を理解していたのであればともかく、先にも書きましたが疑うべき要素が何もない環境（医療機関・執刀医）の下で行われる手術に、素人が口をはさむ余地などありません。

もしかしたら日本では未だ知られていない、S教授独自の新たな術式によってオペが行われた可能性も捨てきれないのではないでしょうか。

この術式に関しては私を責めるよりも、第一当事者であるS教授から経緯や判断を直接お聞きになるべきではないですか〉

この回答が誠実であるかどうかの判断は、読者に委《ゆだ》ねたい。

海腎協はこんな方法で渡航移植を進めてきたのだろう。

次俊さんの肝臓移植は2020年12月3日に行われた。

ウソだらけのHPと、本音の「金が取れればそれでいい」

一方、12月8日、腎臓移植を受けた患者とともに中谷は帰国してしまった。この腎臓移植患者は羽田空港に着き、PCR検査を受けている最中に心不全で死亡。

結局、中谷がブルガリアに戻ってくることはなかった。

次俊さんの父親は言う。

「次俊はICUに入ったままだというのに、中谷にいつ戻ってくるのか聞いても、返事はなかった」

ハカンも12月14日に帰国してしまい、渋谷さんの父親だけがブルガリアに残った。海腎協のHPには「私どもでは24時間、マンツーマンでのサポートを提供します」と記載されている。

コロナ禍で手術後は面会が禁止された。患者の状態を確認するにも、帰国してしまった中谷を通して病院から聞き出してもらうしか方法がない。

「回復傾向にあるとか、間もなく一般病棟に移れるとか、その情報がいいかげんで、とても信用できなかった」

父親は通訳をともない、院長、副院長、外科医、看護師らから懸命に情報を集め、面会を求めた。

「断片的な情報しかわからない。それでも回復傾向どころか、悪化しているのがわかった」

病院側から疎《うと》まれ嫌われようが、何度も病院に通った。そうするしか術がなかった。

「中谷はお金が取れればそれでいい。患者の側に立って親身になることはなかった」

父親が直接、次俊さんと会えたのは、12月13日と26日の2回だけ。1回目の面会は、目を半《なか》ば開いた状態だったが、話はできなかった。2回目は少し話ができた。

「気をしっかり持て。あきらめたらダメだぞ」

2021年1月5日、6日まではメールだが次俊さん本人と連絡は取れていた。

「病院へ行っても、病院側は早く帰れといった対応だった」

8日、9日、次俊さんの容体《ようだい》は悪化し、激しく喀血《かっけつ》したようだ。

父親は次俊さんの容体を聞き出そうと、通訳を通じて病院のスタッフ一人ひとりに確認してもらった。

「輸血が始まっていた」

父親は執刀医に強く面会を求め、ようやく会えた。

「生命の危機はあるのか」単刀直入《たんとうちょくにゅう》に聞いた。

「残念ながらあります」という返事だった。

海腎協のHPには、「ヨーロッパの高級病院で行われる生体肝移植のコーディネートを始めました」と記載されている。さらに「移植手術は、トルコで最も有名な移植外科医であるDr.Yaman Tokat 教授チームにより行われます。同チームは、2016年の時点で1100例以上の肝移植を成功」させていて、手術が行われる医療機関は倫理委員会の開催日程や外科チームの都合で変更になるが「執刀は Tokat 教授率いるトルコNo.1の肝移植チームが担当します」と書かれていた。

Tokat 教授チームがどれほど優れているのかわからないが、実際にはブルガリアの医師が肝臓移植を行うのだ。HPの内容とはまったく違っていた。

最悪の事態と警察の事情聴取

L病院のICUで日々悪化していく渋谷次俊さんの家族は、「本人からの連絡がない以上、患者本人の命にかかわる状況ではないかと心配しています。責任を持って元気な状態で戻すと言ってください」と中谷に安否確認を求めていた。

それに対する返事が私の手元にある。

「私たちは、世界的に禁じられている非血縁者からの生体臓器移植を合法的に受け入れてくれる医療機関をご紹介するもので、医療行為は行いません。したがって残念ながら『責任を持って元気な状態でお帰ししますʼ」とは言えません」

移植を受けた患者すべてが元気になれるわけではない。それは中谷の主張する通りだ。

海外での移植がうまくいかずに、以前よりも症状が悪化した患者もいれば、死者も出る。しかし、こうしたケースが表沙汰《おもてざた》にならないのは、合法的とは謳《うた》っているものの、実態は臓器売買で、レシピエントもそれを知っていて、後ろめたさがあるからだろう。平然と臓器売買による移植が行われているが、斡旋組織は渡航先のコーディネーターに移植を丸投げする取引で、ドナーとの接触を意識的に避け、金銭の受け渡しにもいっさい関与しない。関与すれば臓器売買の容疑で逮捕されるのを十分に認識しているからだ。

ソフィアに残された次俊さん本人と父親は困り果て、1度訪れたことのある難病患者支援の会に相談の電話を入れた。状況を知った菊池は、日本に連れ戻すべきか、あるいはドイツ、アメリカへの転送を考えた。しかし、患者本人の現状が把握できなければ、次の手立てが打てない。知人の専門医に対応策の助言を求めた。

次俊さんと父親、L病院のICU責任者、日本側は専門医と菊池というメンバーでリモートによる会議が開かれた。結論は「現在、移動できるような状態ではなく、安静を保ち、移植した左葉の肝臓が再生し、機能するようになるのを待つしかない」だった。

しかし次俊さんは、死亡という最悪の事態を迎える。1月26日、意識はまだあった。27日夜中、喀血があり、輸血が始まった。

「薬を投与しているが、薬に反応しないという医師からの説明があった」

そして28日午前8時30分、心停止。

L病院から通訳に次俊さんの死が伝えられた。

午前10時30分頃、ホテルの部屋のドアがノックされる。父親はすぐにドアを開けた。通訳と迎えの車の運転手が立っていた。それまで何の連絡もなく突然通訳が訪ねてくることはなかった。

「死んだのか……」父親は反射的に聞いた。

ソフィアにあるL病院のICUに入ったまま、コロナの影響で面会は禁止、同行した父親は息子の死に目にも会えなかったのだ。

すぐに病院にかけつけた。ホテルから病院までは30分ほどかかる。

1月中旬からはメールも来なくなっていた。

「次俊の頬はまだかすかに温かかった」

その翌日、父親はブルガリア警察に呼ばれる。

「日本大使館のほうから事情聴取に協力してもらえないかと言ってきた」

父親はそれを承諾した。

警察での聴取には刑事5人が、そして在ブルガリア日本国大使館の職員2人も立ち会った。

「警察に行って驚いたのは、写真を見せられたことだ」

写っていたのはL病院の院長、副院長、執刀医、看護師ら病院関係者。それだけではない。ドナーを調達したトルコ人ブローカーのハカン、父親を乗せてホテルから病院へ運んだ運転手の顔写真まであった。

「7、8人の写真を見せられた」

父親は次俊さんが、移植を望み、日本を離れブルガリアまでやってきた経緯を現地警察の刑事に証言している。

「写真を見ながら、手術について誰がどんな説明をしたのか、誰が執刀したのか、私が知っていることをすべて話した」

聴取は4時間にも及んだ。

父親は刑事から尋ねられた。

「裁判が開かれるようになったら、ブルガリアの法廷に出て証言する意思はありますか」

かなり前から病院の内偵捜査が進んでいたのだと父親は確信した。

2人死亡に至った海腎協によるブルガリアでの移植

なぜ、ブルガリア警察に日本人の肝臓移植患者が死亡したという情報が伝わったのか。

ブルガリアへは、90日以内の短期滞在であれば、査証《ビザ》を取得することなく入国可能だ。

「面会もできない。メールも戻ってこない。様子は通訳に無理を頼んで、医師や看護師から聞くしかない。状態は悪化するばかり。このままでは90日を超えてしまうと判断した」

父親は自分とICUに入ったままの次俊さん、2人の査証延長手続きをしなければ、不法滞在になってしまう。父親だけ強制送還という事態を迎えれば、次俊さんは一人とり残されることになる。

「査証延長手続きは、日本の預金残高証明書などを提出する必要があり、煩雑を極めた。それをいちいちやっているだけの余裕は、私にはなかった」

父親は大使館に出向き、事情を説明した。

「困り果てて、なんとか協力してほしいと大使館に要請した」

大使館側は日本人がL病院で肝臓移植の手術を受けた事実を知ることになる。大使館の協力は取り付けたが、結局、次俊さんは死亡した。

L病院から死亡診断書を発行してもらい、本人のパスポートを添えて死亡証明書交付を在ブルガリア日本国大使館に申請しなければならない。この書類がなければ遺体を荼毘《だび》に付すことも、日本に搬送することもできない。大使館は事件性の有無を確認した上で死亡証明書を交付する。

大使館側からブルガリア警察に情報が流れたと思われる。

父親は査証が切れる日にブルガリアを出国し、日本に向かった。遺体は荼毘に付されることなく、日本に戻った。

「家族のためにも、一度は日本で遺体と対面させてやりたいと思った」

帰国翌日、通訳から父親のもとに連絡が入った。

「L病院に家宅捜索が入りました」

2週間の自宅待機期間を経た後、葬儀が行われた。

父親が私の取材に応じた理由を語った。

「ブルガリアという言葉も何もわからないところに、私たちはパラシュートを着けて空の上から投げ出されたようなもの。生きたいという患者の思いを利用して、悪辣《あくらつ》なことを平然と行う斡旋組織があることを伝えたい。こんな思いをするのは、私たちを最後にしてほしい」

ブルガリアで肝臓移植、腎臓移植を受けた患者は、2人とも死亡するという結果に終わった。

2人をブルガリアに案内した海腎協の中谷はこの事態をどのように受け止めているのだろうか。

「患者のお二方には、私はブルガリアは初めてであり経験がないとは何度も説明していましたが、今回、同国一の大学病院でさえ医療文化の違いが大きすぎるという事実を身をもって体験しました。特に（註＝肝臓移植を受けた）患者は結果的に最悪の事態を招いてしまったことに深くお悔やみを申し上げるものです。

この医療文化の大きな違いを経験した以上、これからは患者を同国にご案内することは決してありません。医療文化・同国の国民性・旧共産圏国家としての社会文化制度が根強く残っていて、日本人の期待には添わない環境であることに加え、コロナの感染爆発による移動制限、また病棟の閉鎖による面会謝絶などの悪条件が重なってしまったことが残念でなりません」

さらに中谷は、受け取ったコンサルティング料３３０万円、現地での役務提供料３００万円(30日分)、合計６３０万円を渋谷さんに返金してきた。

「医療費については万国共通で、医療過誤が証明されない限り、結果にかかわらず医療機関からの返金はないと思慮《しりょ》するものです。私のコンサル料と役務提供料も、契約書上は返金なしと謳ってはいますが、術後に退院することなく不幸な結果を招いてしまったことに対してお悔やみの気持ちを込めて返金したものです」

返金の理由をこう説明している。

しかし、レシピエントよりも小柄なドナーから摘出された左葉を移植するという、日本では考えられない移植手術が行われたのだ。なぜ、制止してくれなかったのか、遺族は悔やんでも悔やみきれないし、患者の命よりも金を優先したとして、中谷を非難するのも当然だ。

事件そのものをうやむやにするブルガリア当局

L病院で同時期に腎臓移植を受けた患者は、2020年12月8日に帰国。羽田空港でPCR検査を受けている最中に心不全で死亡。不審死扱いで遺体は行政解剖された。

患者に同行していた妻は東京空港警察署で事情聴取を受けた。

「ブルガリアで腎臓移植を受けて帰国した、と事実をすべて話しました」

ソフィアで移植を受けた患者2人が死亡している事実を、在ブルガリア日本国大使館、そして日本の警察当局は把握している。

2人の患者にブルガリアで移植させた海腎協は、4月に入りHPを「調整中」にし「全ての業務を停止中」と告知した。

ブルガリアに同行した父親は現地警察の聴取を受けただけでなく、帰国後は次俊さんの妻とともに警視庁の事情聴取を受けている。死亡した次俊さん、父親、妻、3人の携帯電話に残されていた海腎協の中谷との通話記録、メール送信記録が徹底的に調べられた。しかし、逮捕には至らなかった。

ブルガリア当局も病院にまで家宅捜索に入ったが、事件そのものをうやむやにしている。旧共産圏でEU内の最貧国の一つでもある。日本の警察への情報提供もなく、警視庁だけでは、中谷の犯罪を立件するのは不可能だったのだろう。

警視庁と、中谷の事務所がある新宿区を管轄する四谷警察署が捜査に動いたが、中谷が罪に問われることはなかった。斡旋組織が生き延びている理由がここにある。

海腎協は、羽田空港で死んだ腎移植患者については口をつぐんでいた。菊池も渋谷さんの父親も、腎臓移植患者が羽田空港で死んだことを知らなかった。知ったのは、私が患者の死を報道したからだ。

T大学ラグビー部コーチ・小沢克年

中国に代わる渡航移植先を探していた難病患者支援の会の菊池代表は、ブルガリアのL病院のICU責任者との会議の中で、腎臓移植を望む日本人患者を受け入れてもらえるか、ICU責任者に問い質した。が、「日本人患者の受け入れについては副院長と話をしてほしい」と言われた。

菊池が改めて副院長に確認を求めると、副院長は「受け入れは可能だが、ハカンを通してくれ」と言ってきた。肝臓移植を受けた渋谷さんは、残念ながら現地の病院で死亡した。

L病院が採用する、移植コーディネーター、ハカンは医師でもあり、彼を通さなければ移植の要請はできない。

菊池は、中国での腎臓移植を望みながらコロナで中国へ行けない３人の日本人患者に、ブルガリアでの移植を打診した。その中の１人が、のちに難病患者支援の会にだまされたと実名告発に踏み切るT大学ラグビー部コーチ（当時）の小沢克年《おざわかつとし》だった。

小沢コーチは、渡航先が中国からブルガリアに変わったことで「信用できない」と菊池の誘いを断っていた。

難病患者支援の会は、結局、小沢コーチを除く２人の患者をブルガリアに送った。

１人は、母親からの提供で１回目の腎臓移植を受けていた。その腎臓が廃絶に追い込まれ透析に戻った。しかし重篤な透析困難症（透析中に血圧低下、嘔気《おうき》、動悸《どうき》、筋痙攣《きんけいれん》、脱水状態となり、透析の継続が困難となる）に苦しみ、２回目の移植を２０２１年４月にブルガリアで受けた。もう１人も１日遅れで移植を受け、２人とも移植は成功した。

菊池は病院側が求める費用を支払った。菊池はドナーとの接触もいっさい避けている。生体なのか死体なのかも聞いていない。しかし、ハカンが仲介していることから、生体腎移植だと推定される。ドナーの情報もないが、渋谷さんの肝臓移植から想像するとウクライナ人の可能性が極めて高い。

中国ルートは閉ざされたままだが、ブルガリアでの移植の道が開かれた。しかし、それもつかのまだった。日本人の移植でL病院には家宅捜索が入ったものの、その事件はもみ消された。ところが今度はL病院の院長がソフィア警察によって逮捕された。

逮捕理由は、存在しない患者の診療報酬を国に対して行った架空《かくう》請求だった。このようなブルガリアの腐敗した病院が日本人の移植を行っていたのだ。

難病患者支援の会の菊池は再び日本人患者を受け入れてくれる渡航先を探さなければならなかった。

この瞬間から菊池は逮捕への道を突き進むことになる。

第4章 コロナ

ブルガリアのL病院から「ハカンを通してくれ」と言われ、菊池はその通りにしてきた。ハカンは病院が指定した移植コーディネーターで、彼の背後にはドナーを確保する組織があることを本人もにおわせていた。

ハカン自身、臓器売買の容疑をかけられ、ウクライナで身柄を拘束された経験があった。それ以来、ハカンは逮捕を恐れてドナーとの直接的な接触を避けるようになった。

菊池はブルガリアで2人の腎臓移植を成功させたが、L病院院長の逮捕という予期せぬ事態に遭遇した。コロナによって中国ルートは閉ざされたままで、移植を望む患者は菊池の前に列をなしていた。

菊池はハカンに、ブルガリア以外に日本人患者を受け入れてくれる国がないかを打診した。

海腎協がウクライナ人ドナーから左葉肝を摘出して、渋谷さんに移植するという無謀な手術を進め、その結果、渋谷さんは死亡した。そのドナーを手配したのがハカンだという事実を十分認識していたが、その一方で、やはりハカンの手配で、ブルガリアでは2人の慢性腎不全患者への移植に成功してもいた。

菊池は、ハカンを信頼することにした。

第三者からの移植を認める「アメリカ方式」

ハカンから提案されたのは、ウズベキスタンだった。ブルガリアで2人の移植が行われてから2カ月後、２０２1年6月、難病患者支援の会は、ウズベキスタンの首都タシケントに関西地区に住む50代の女性を送った。さらに50代、60代の男性2人がこの後に続いた。

ウズベキスタンは家族、親族のドナーからの臓器だけではなく、第三者から提供された臓器での移植を認めていた。一般的にはアメリカ方式と呼ばれるもので、友人、知人から提供された臓器による第三者間の移植を認めている。しかし、無制限に認めているわけではない。金銭のやりとりがいっさいない、と法的に有効な誓約書を作成し、病院内に設置された倫理委員会での審議を経て、認可されれば移植が認められる。

しかし、アメリカにおいても、ドナーの多くは黒人、ヒスパニック系が多く、秘密裡に金銭の授受があるのではないかと囁《ささや》かれている。

ハカン、そしてその背後にいる組織が、移植を引き受けてくれる病院の倫理委員会に提出するドナーと日本人レシピエントの書類を用意した。しかし、倫理委員会の承認が得られずに3人の日本人の移植手術は足踏み状態が続いた。日本人の他にもイスラエル人、イスラム圏の国々から移植希望者が集まり、菊池の話によると、20人以上の外国人患者が待機していたという。

菊池は、ドナーに関する手配を、ハカンと病院に任せていっさいかかわりを持たないようにしていた。ただひたすら待つしかない。

3人のケアは難病患者支援の会のスタッフ河崎晃《かわさきのぼる》（仮名）が担当した。菊池本人は河崎にケアを任せて帰国した。

菊池と河崎は刑務所で

菊池と河崎が出会ったのは、刑務所でだった。

実は菊池には逮捕歴がある。

それは2009年6月、難病患者支援の会がNPO法人資格を取り付けて、懸命に移植先の病院を探して海外で活発に動き始めていた頃のことだ。

菊池は、覚醒剤取締法違反、関税法違反で、福岡県中央警察署に逮捕された。

彼は知人から「リーマンショックのあおりで生活に困窮している人がいる。仕事はないか」と相談を受けた。しかし、難病患者支援の会は立ち上げたばかりで、人を採用する余裕などない。

日本語が堪能なフィリピン人女性に通訳を依頼し、フィリピンを訪れた。彼女の夫は日本人で、しかも羽振りがよさそうに見えた。「彼女の夫に相談してみたらいい」と知人に助言した。

それからしばらくして福岡県警が自宅にやってきた。生活に困窮していた男と、フィリピン人女性の夫の2人を引き合わせたことなど忘れていた。

その2人が、覚醒剤を飲みこみ、日本に密輸しようとして羽田空港で逮捕された。菊池が、2人を引き合わせた上、覚醒剤密輸の指示を出したという疑いを持たれた。

2人が逮捕されたことも知らなかった。密輸を企て実行するなど想像もしていなかった。生活に困窮していた男は一級建築士の資格を持っていた。

菊池は福岡県警によって身柄を拘束された。2人を引き合わせたのは事実だが、密輸事件とはまったく関係ないと主張した。しかし、否認を続ければ1年ほど留置される可能性があると弁護士から告げられた。

中国の病院で移植を受ける予定の患者がいた。否認を続けるわけにはいかなかった。菊池は警察では罪を認めたが、法廷では一転して否認した。

一審では懲役3年、執行猶予5年の判決で、菊池は最高裁まで争った。結局、その判決は覆ることはなかった。

2015年、執行猶予期間が満了になる前だった。

酒に酔った菊池は、混雑した渋谷駅で、押した、押されたで若い連中と口論になり、前歯を折られた。ホームに倒れ込んでいた菊池を救助に来た駅員、警察官の手を払いのけたところ、掌が警察官の唇にあたった。公務執行妨害罪と傷害罪で渋谷警察署に逮捕された。執行猶予は取り消されて栃木県喜連川《きつれがわ》社会復帰促進センターに約4年間服役した。

その間、難病患者支援の会の運営は、釈放された2020年2月まで、長男に任せた。

そして菊池はセンターで、覚醒剤使用で同じく服役中の河崎と知り合う。

刑期を終えた菊池が難病患者支援の会に河崎を採用したのは、2021年3月だ。

河崎は前妻とは離婚していたが、娘がいて、服役中に娘が孫を連れて、センターに面会に来てくれた。

「この子が大人になって警察官になりたいと言っても、警察官になれないんだよ」

娘から言われたひと言で河崎は更生を誓った。

服役中、河崎と菊池は会話を交わす程度の仲にはなっていた。

河崎は菊池よりも1年早く出所し、すでに運送会社で働いていた。

菊池も刑期を終え、どちらからということもなく連絡を取り合った。

2人の遺恨

菊池は河崎に関して「頼まれたから採用した」と言う。一方、河崎は「海外での病人の介護の仕事を手伝ってほしい」と菊池から誘われたという。いずれにせよ河崎は難病患者支援の会の正式スタッフとして採用された。月給は30万円、渡航移植患者のケアが入った場合、出張費が加算され50万円ほどになった。海外での滞在費、食費などの経費は、NPO法人のクレジットカードが渡され、それで決済されていた。

河崎が最初に担当した仕事は、ブルガリアで移植を受ける患者、井田治《いだおさむ》さん（仮名）と池上《いけがみ》善一《ぜんいち》さん（仮名）の現地でのケアで、これは菊池が手がけた最初のブルガリア・ルートだった。

2人が移植を受ける1週間ほど前、ソフィアのホテルで菊池と河崎は激しい口論をしている。河崎は、透析や移植に関する知識をまったく持たないままブルガリアに向かった。そしてホテルの部屋で渡航移植についてインターネットで調べてみた。日本では、ほとんどが身内から提供された生体腎移植で、他に心停止、脳死者からの移植などに限られている。日本人の渡航移植は、臓器売買の可能性が高いことをその時に初めて知った。

河崎は、面会に来た娘の言葉で更生を誓ったことを思い出す。逮捕などという事態は絶対に避けたい。不安にかられて菊池に尋ねた。

「臓器売買で逮捕されたら弁護士を付けてくれるんですか」

菊池には、臓器売買に関与しているという意識はいっさいない。

「臓器売買にはまったく関与していません。もし不安なら退職してください」

2人の会話はこれでは終わらなかった。

河崎は指定暴力団の名前を出して、「兄貴を連れて事務所に乗り込むぞ」と言い出し、さらには「マスコミや警察に通報してもよいか」と恫喝《どうかつ》し、金銭の要求をほのめかした。菊池は話し合っていた場所を離れて自分の部屋に戻った。

菊池は河崎の服役理由を知っている。

彼を採用後、「給与支払い用の銀行口座が作れないので、娘の口座に振り込んでほしい」と依頼された。その理由を「『会』との関係で……」と河崎は説明した。多くの銀行は、「反社会的勢力」を排除するために暴力団組員、元組員との取引をしない方針を掲げている。しかし、菊池は河崎が立ち直り、更生のためと信じて採用したのだ。

1時間後、河崎が菊池の部屋を訪ねた。しかし菊池はドアを開けず「話すことはない」と拒絶した。河崎がドアの前で土下座して謝罪してきた。

菊池は「考えさせてください」と返答し最後まで部屋には入れなかった。

翌日、菊池は河崎からの謝罪の手紙を受け取った。

「昨日はくだらない質問をしたり、短気を起こしてしまい大変申し訳け（ママ）ありませんでした。深く反省し、二度と昨日の様な事はないようにします。ただ私は弁護士をつけてもらえるのかと聞いたのは、単純に聞いただけです。浅はかでした。また何か金を要求する等の考えは全くありませんし、今後も絶対ありません。短気も起こしません。菊池さんもお怒りかと思いますが、本当に申し訳け（ママ）ありませんでした。また気持ちを入れ変（ママ）え頑張りますので、よろしくお願い致します」

井田さん、池上さんの移植が目前に迫っていた。言い争っている場合ではなかった。ブルガリアでの移植は難病患者支援の会にとっては初めての経験で、菊池と河崎の2人は、なんとか井田さん、池上さんの手術を無事にすませた。しかし、菊池と河崎との間には深い遺恨《いこん》が残った。

1年後、それは予期しない形で炎を噴き上げることになる。

ウズベキスタンの長い待機期間とベラルーシ・ルート

ブルガリアに続き、ウズベキスタンの首都タシケントに、ハカンの手配で関西地区に住む50代の牧口美代子《まきぐちみよこ》さん（仮名）を送った。さらに50代の根本勝《ねもとまさる》さん（仮名）、60代の中村徹《なかむらとおる》さん

(仮名)もタシケントに向かった。菊池は、ブルガリア同様3人の移植は成功すると思った。

菊池は現地通訳を探すように河崎に指示し、河崎は日本語とロシア語が堪能なウズベキスタン人のアナスタシア(仮名)を見つけた。3人の患者のケアと通訳に、河崎とアナスタシアがあたった。

しかし3人の移植手術が行われる気配は一向になかった。

渡航移植患者の手術費用は、移植を行う病院が決めるのではない。移植先の国の物価にもよるが、移植には相場というものがある。菊池は「世界の臓器移植を支配する二つのユダヤ人組織がある」と言う。イスラエルは軍関係者の渡航移植患者には防衛省が支援金を付与している。また保険会社も軍関係者だけではなく加入者には規定の金額を支払う(近藤俊文『日本の腎臓病患者に夜明けを』創風社出版)。世界的な批判を受けて、現在、表向きは中止しているように装っているが、実際、その助成は続いているという。イスラエルからの渡航移植患者のために、二大組織が暗躍し、世界中からドナーの「供給」を行っている。その二大組織が移植の相場を決定しているのだという。

その移植費用を無条件で了承しない限り、海外での移植は一歩も先には進められない。

菊池は一貫して臓器売買には関与していないと主張する。それは病院、さらには病院と組む移植斡旋組織が手配する臓器に、いっさい関与していないという意味だ。生体、死体からの臓器なのか、それを聞くこともなく提示された金額を病院側に支払う。

後は移植までの患者の食費、ホテル代など現地滞在費、現地病院での検査費用、それに1日おきの透析費用、その他難病患者支援の会スタッフの人件費、現地までの渡航費用、それらの経費を上乗せした金額を患者に請求する仕組みになっている。

ハカンなどの移植コーディネーターが仲介したケースはほとんどが生体腎移植で、臓器売買が行われた可能性が高い。ドナーへ支払われる謝礼は2万ドルというのが相場で、中央アジアでの総移植費用は、腎臓の場合、2000万円から二千数百万円程度の額に達する。

しかし、それでも中国での死体からの移植よりも数百万円程度安いのだ。中国での移植では、移植費用そのものの他に、さらに別の経費が必要になる。死刑囚の臓器を優先的に回してもらうために、様々なところに根回しの金をばら撒《ま》く必要があるのだ。院長、移植医、看護師といった医療関係者だけではなく、裁判官、刑務所長、警察関係者らに配分される。またドナーとなる死刑囚の遺族には50万円程度の謝礼が支払われる。

こうした根回しは、難病患者支援の会がするのではない。難病患者支援の会は、中国側に提示された金額を支払うだけで、病院側がそれらを担う。コロナ禍で中断するまで患者を天津に送り続け、その経験から中国での移植システムがわかってきた、と菊池は説明する。

「中国でも、日本人の移植を引き受けてくれる病院が求めてくる費用に、『難病患者支援の会』の経費をプラスしたものを患者にお願いするだけなんです。移植のチャンスを日本人に一刻も早く回してもらうためには、病院の指示に従うしかないのです」

どこの国でも臓器は不足している。海外の病院に移植登録したからといって、その順番を待っていたらいつ移植ができるのかわからない。日本人患者に優先的に移植臓器を回してもらうには、病院側が要求する移植費用をそのまま支払うしかない。何らかの形で病院、医師、その他の関係者に利益供与があると考えるのが自然だ。そうでもしなければ日本人患者が優先的に臓器移植を受けられるはずがない。

菊池は移植までの待機期間を2、3カ月と余裕を見て、移植費用を算出している。それを患者に請求し、それ以上は請求しないという方針をずっと貫いてきた。一定期間内に臓器が必ず出てくる中国でならこの方法が有効だった。

難病患者支援の会はこの方針を中国以外の国でも踏襲《とうしゅう》した。想定期間内に移植が受けられれば問題は生じないが、待機期間が長くなれば、滞在費、透析などの医療費が日々かさんでいく。

ウズベキスタンでは、移植費用が患者から受領した金額を超える事態が予想された。病院が設置した倫理委員会から移植の認可がなかなか下りずに予想外の待機を迫られた。

菊池はハカンの手配ではなく、独自の移植ルートの構築を迫られた。

菊池は外国人への移植手術を行っていると思われる国をインターネットで探し当て、イラン、キューバ、コロンビア、ベネズエラ、ベラルーシ、それぞれの国の日本国大使館宛にメールを送信した。唯一、ベラルーシの日本国大使館から返信があった。ベラルーシではすでに複数の日本人が移植を受けているとわかった。ベラルーシはアメリカ同様に外国人枠を設けている国だ。

アメリカは移民の国で、外国籍を持つアメリカ市民もドナーとなることがある。そのために前年度の全移植実績の5％を限度に外国人への臓器移植が認められている。移民の国ならではのルールで、国際社会も認めている。

日本人の心臓疾患の子供が数億円の寄付をつのってアメリカに渡り、移植手術が受けられるのはこのルールがあるからだ。

2021年8月、菊池は通訳のアナスタシアをともなってベラルーシに向かった。

菊池はベラルーシのミンスク外科・移植・血液学研究実践センター、通称「9番病院」と呼ばれる国立病院と日本人患者受け入れの約束を取り交わすことに成功した。ハカンに頼らずに独自のルートで日本人患者を受け入れてくれる病院を確保したのだ。

あきらめたウズベキスタン・ルートと小沢コーチ

一方、依然ウズベキスタンでの移植は遅々として進まなかった。

女性患者の牧口さんの待機期間は6カ月になろうとしていた。根本さん、中村さんの待機期間も長く、先行きの見えない状況に忍耐は限界に達していた。

菊池は説明する。

「後でわかったことですが、多くのイスラエル人患者が来ていたせいで、ユダヤ人の斡旋組織とハカンのグループとで覇権争いが起きていて、それでハカングループの患者は後回しにされたようです」

それで最終的にウズベキスタンでの移植はあきらめ、イスラエル人の他、日本人3人の患者を含め20人以上の患者がキルギスへ移動することになった。新設の病院でデモンストレーションのためにエジプトの医師を招請《しょうせい》して、移植手術を推進するというハカンの説明だった。

そこにT大学ラグビー部の小沢克年コーチも加わることになった。小沢コーチも最初はウズベキスタンで移植を受ける計画だったが、最終段階ではキルギスに変更になる。

私はこの知らせを聞いて自分の耳を疑った。小沢コーチと菊池は決裂していたとばかり思っていたからだ。

私が小沢克年の名前を最初に見たのは、2021年3月5日の「えひめ移植者の会」のＦＢ《フェイスブック》だった。

〈藤木《ふじき》和毅《かずき》さん（仮名）がリンクをシェアしました。

1時間前
3年前に人工透析導入となったT大学（原文には実名）ラグビー部コーチの小沢克年さん。

余命5年宣告を受け、残された道は海外での腎臓移植しかなくなりました。

そこでT大学のOBが中心となり移植費用を集めるために《クラウド・ファンディング》を開始し全国のラガーらがその種子（ママ）に賛同しました。

目標金額も目前となり、いよいよ最終の調整に取り掛かっています。

正式に決まりましたら、お伝えしたいと思います。

この移植は現地国の国内法に則り、全く合法的に執り行われます〉

小沢コーチはHPを開設し、腎臓移植のための募金活動をインターネット上で展開していた。その中間報告と渡航移植が合法的に行われるという藤木の書き込みがあったのは、5日の午前中だったと思われる。私はすぐにえひめ移植者の会代表に連絡を取った。

日本初の臓器売買事件と万波誠医師

えひめ移植者の会は、愛媛県の腎臓移植を受けた患者の会で、会員には宇和島徳洲会《うわじまとくしゅうかい》病院の万波誠《まんなみまこと》医師（故人）の執刀で移植を受けた者が多かった。

日本で最初の臓器売買事件が2005年9月に愛媛県宇和島市で起きた。臓器売買による腎臓移植手術が宇和島徳洲会病院で行われたのだ。執刀したのが万波誠医師だった。しかし、病院側も万波医師もまったく臓器売買の事実には気づいていなかった。ドナー、レシピエント、レシピエントの内縁《ないえん》の妻が手を組んでいたからだ。つまりドナーと、レシピエントの内縁の妻が巧妙に「姉妹」を演じてみせたのだ。

宇和島徳洲会病院にも捜査のメスが入り、その過程で「修復腎移植《しゅうふくじんいしょく》」の事実が明らかになった。

修復腎移植とは何か。

臓器移植黎明期の移植医はこう教育されてきた。

――がんにかかったドナーから提供された臓器を移植に用いるのは絶対に禁忌だ。レシピエントにがんが持ち込まれる可能性が極めて高い――。

この禁忌を破って、4センチ未満の小径腎《しょうけいじん》がんの腎臓から、がんの部位を取り除いた腎臓、いわゆる修復腎を慢性腎不全の患者に移植し、世界的にも注目を浴びる実績を残していたのが、万波誠医師と「瀬戸内グループ」と呼ばれた医師たちだ。

この移植手術は、最初のうちは病腎《びょうじん》移植、病気腎《びょうきじん》移植と呼ばれたが、のちに修復腎移植と表記されるようになった。

修復腎移植は生体からと死体（脳死、心停止）からの移植の中間の成績を上げ、第三の移植への道を開く可能性を秘めていた。しかし、日本移植学会は万波医師らの修復腎移植を激しく非難した。

そうした事態に日本移植学会に抗議し、万波医師らを支持すると声を上げたのが、えひめ移植者の会だった。私は修復腎移植の取材のために宇和島、松山を時折訪ね、関係者の取材を続けていた。

小沢コーチの募金と、海腎協のメキシコ・ルート

えひめ移植者の会は藤木の書き込みを削除した。

藤木は関西地区に住み、臓器移植119の斡旋でベトナムで移植を受けて、その後のケアのために宇和島徳洲会病院を訪れていた。えひめ移植者の会代表は藤木に「誤解を生むから」と削除理由を伝えると同時に、「合法的」に移植が行われる国を藤木から聞き出した。小沢コーチはメキシコで移植を受けようと計画していた。

小沢コーチを海腎協の中谷代表に取り次いだのが藤木で、彼は関西方面で保険会社に勤務し

ていた（当時）。

その後どのような経過を辿ったのかわからないが、保険会社に勤務する一方で、藤木は海外腎臓移植無料サポート協会（ＫＴＳＡ）のスタッフになっていた。しかし、ＫＴＳＡの代表が急逝し、組織は活動を停止した。その後も藤木は渡航移植の「仕事」を継続していたようだ。藤木は、彼と同時期にベトナムで移植を受けた患者に「腎臓移植手術を受けたい人を紹介してくれれば、１人につき３００万円の謝礼を支払う」と勧誘して顰蹙《ひんしゅく》を買った男だ。

私は小沢コーチについて、菊池に情報提供を求めた。

「これって、海腎協の中谷さんが絡んでいる可能性は考えられませんか」

海腎協は主にメキシコでの移植を進めていた。

菊池は即座にそれを否定した。

「小沢コーチはうちが引き受けている患者さんですよ」

意外な答えが返ってきた。

小沢コーチが新横浜駅近くにあった難病患者支援の会事務所を支援者らと訪れたのは２０２０年11月だった。菊池は、コロナで中国への渡航が困難な状況であり、当分の間、移植は見合わせることにしたと説明した。

一方、小沢コーチは移植費用の不足という問題を抱えていた。そこで小沢コーチと関係者らが集まり、「小沢克年を救う会」を発足させ、自己資金800万円、募金1500万円で渡航移植費を捻出する方針が確認された。小沢コーチらは寄付をつのる「小沢克年を救う会」HPを立ち上げ、その中で難病患者支援の会を紹介することに同意を求めてきた。それに菊池は快く応じた。また難病患者支援の会HP上にも「小沢克年を救う会」への寄付を呼びかけるバナーが貼り付けてあった。菊池本人も1万円を寄付していた。

2021年1月、渡航移植に向けて具体的な打ち合わせが行われた。この会議に菊池は、交流のあった元スポーツ新聞記者で、現在はスポーツライターの安住康介《あずみこうすけ》氏（仮名）にも参加してもらった。安住氏に、不足している1500万円をどのようにして集めたらいいのか意見を求めたのだ。その結果、大学、高校のラクビー部を中心に協力を求めることになった。しかし、コロナが終息してからでないと身動きが取れなかった。

小沢コーチは、最初は中国での移植を希望していた。

ブルガリアでの移植ルートの道筋をつけた菊池は、小沢コーチにも首都ソフィアでの移植を勧めたが、小沢コーチはそれを一蹴《いっしゅう》した。

菊池の提案を断る一方で、小沢コーチがメキシコでの移植を進めていた事実を確認すると、菊池は激怒して「絶縁状」を内容証明で送り付けた。

「本日3月9日医療ジャーナリストの高橋幸春氏からNPOへ電話があり〈藤木なるものが小

沢さんをメキシコの病院へ案内する〉旨の話を聞きました。これらを併せて考察すると私どもと小沢様の信頼関係は喪失したとの判断に至りました。

本書面の送達日3月10日付けを持ちまして一切の支援活動を辞退致します。付（ママ）きましては〈小沢年克（ママ）を救う会〉から私どもの表記を削除願います」

菊池に頼まれて募金方法について様々な助言をした安住氏もすぐに反応した。安住氏は1500万円の寄付を集めるために、大学、高校のラグビー部関係者、学生、高校生に協力を求めていた。すぐに安住氏は手紙を小沢コーチに送った。


小沢さんが、難病患者支援の会以外の支援団体と関わり合いを持っているようだ、という情報を得ましたが、まず、それは事実でしょうか？

N（註＝中谷を指す）という人物は、この世界では有名な臓器売買ブローカーです。もしかして、渡航先はメキシコではないでしょうか？

上記の団体はHPで、海外では、〈善意のボランティアから無償で生体臓器の提供がある〉旨をうたっていますが、それは事実ではありません。普通に考えればわかると思います。

今回、小沢さんの場合、募金という多数の方々の善意が治療の原資となります。今回は臓器売買に関与する可能性が極めて高い事案となります。となれば善意の募金が臓器売買に使用された、と直結します。

〈この団体は限りなく100％に近い確率で臓器売買に抵触している可能性がある〉旨を高橋氏が指摘しています。

以前、事務所でお話のときに、小沢さんは〈自分のために誰かが死ななければならないようなことは絶対にしたくない〉と申しておりました。私も菊池もこのことは鮮明に記憶しております。

今回は高橋氏が、上記団体の臓器売買に関与する手口を是非とも説明したい、と名乗り出てくださいました。高橋氏のスタンスは当法人を含め、グレーゾーンの海外渡航移植には、基本、批判的な立場です。ただし、全額、自己資金で行かれる分には、個人の権利を侵害しないという立場でもあります。

ただし募金となると、やはり看過できないということです。これは私どもも理解できます。もし仮にでも、小沢さんが、この事実を知らずに渡航され、手術を行った場合、そこで〈臓器売買〉が行われたという事実が明るみになった場合を想像してください。

さらに小沢さんがラグビー関係者であるため、同じフィールドに立つ立場の人間として、私は応援させていただきました。私の友人知人も少なからず、募金に賛同しております。

自分の主宰する小さなラグビーサークルにも、募金の案内が回ってきました。仲間の善意が臓器売買に使われる事実は、私から報告できません。心中をお察しください。

安住氏は新聞記者時代の人脈を使って小沢コーチへの寄付金集めに懸命になっていた。彼は必死に小沢コーチを諌《いさ》めている。

詳細を明かさぬまま、寄付金だけ1500万円に到達

私も取材に動いた。3月21日、小沢コーチ本人とT大学に取材依頼の手紙とメールを送った。T大学に取材依頼を送ったのには理由がある。「小沢克年を救う会」HPには、寄付を呼びかけるT大学ラグビー部のGM兼監督を筆頭に、その他の大学、高校のラクビー部監督、部長、ラグビー関係者が名前を連ねていたからだ。

HPには「小沢氏を助けたい一心で、教え子である私たちが立ち上がり、支援の会を設立しました」と記載されている。

小沢コーチは体育系の大学を卒業し、在学中からラグビーの選手として活躍し、U23日本代表にも選出されている。

卒業後は高校ラグビー部のコーチ、監督を経て、関東大学リーグ戦一部に所属し、何度も決

勝戦進出を果たしているT大学ラグビー部のコーチをしていた。

教え子は500人以上にのぼり、その中には日本代表やトップリーガーとして活躍した選手もいるという。

小沢コーチの症状は腎不全（ステージ5）で、2018年11月に余命8年を宣告されたという。

「それまでの生活とのギャップに何よりも心がついて行くことが出来ず、生きることを諦めてしまった時期もありました。そんな時に海外での腎臓移植の道を知り、教え子たちが今回のプロジェクトを立ち上げてくれました」

小沢コーチはスポーツを通じて学生の育成にあたる教育現場の人間でもある。「まさか」というのが私の最初の印象だ。

さらに目標金額1500万円を掲げているにもかかわらず、渡航先の国名、病院、移植費用の明細いっさいが記載されていなかった。

T大学には「海外で腎臓を移植するためのこの募金には大きな問題があると考えています。臓器売買による移植の可能性が極めて高いからです。小沢氏の移植も例外ではありません。小沢克年氏への寄付を呼び掛け、その資金による渡航移植について、T大学はそれを容認するのか」と、大学側のコメントを求めた。

T大学としては、「個人のしていることで、大学は関与していない」という素っ気ない返事だったが、取材依頼の2日後、3月23日、GM兼監督らの「私たちも小沢さんを応援しています」という応援コメントがHP上からすべて削除された。

私は小沢コーチに、イスタンブール宣言の精神に反する移植を行おうとしていること、中国での移植は死刑囚から臓器提供されたもので、人権上、極めて問題だとされ世界中から批判されていること、さらにメキシコは、臓器売買による移植の可能性が高く、スポーツ教育にあたっている者がそうした移植の資金を教え子や大学生、高校生から集めている事実は極めて問題だと伝えた。

募金による移植は、心臓移植を必要とする子供にアメリカで手術を受けさせるために「○○ちゃんを救う会」がマスコミを使って寄付金を集めている。しかし、この募金と小沢コーチの募金とでは明らかに違う。

アメリカは移民の国で、前年度の移植実績5％を限度に外国人への臓器移植を認めるというルールがある。

私はこうした内容を記した手紙、メールを小沢コーチ本人に送り、さらにえひめ移植者の会FBに書き込んだ藤木を通じて、「まだ引き返せる」から関係者を交えずに小沢コーチ本人、家族同席で話をしたいと伝えるように依頼したが、結局、何の返事もなかった。

小沢コーチへの寄付をつのるHPから応援コメントが削除されたのと同じ日に、3月5日には1347万円だった寄付金が1500万円に達したと新情報がアップされ、同時に小沢コーチのコメントも掲載された。

「おかげさまで目標金額に（ママ）達成することが出来ました。この場をもちまして、御礼申し上げます。今後につきましては、追ってご報告いたします。皆様、誠にありがとうございました」

それから間もなく「小沢克年を救う会」のHPは閉鎖された。

1人の患者をめぐって複数の斡旋組織が蠢《うごめ》くのが渡航移植の世界だ。悪質な斡旋組織にとって渡航移植を望む患者は金蔓《かねづる》以外の何ものでもない。

2021年3月5日、えひめ移植者の会のFBに藤木が書き込みをしてから、小沢コーチの周辺には慌ただしい動きが見られた。私が小沢コーチへの取材に動いているのを知って、3月29日、藤木本人から電話が入った。

「『小沢克年を救う会』の募金活動を知りました。それで四つの斡旋団体の情報を提供しました」

4団体とは難病患者支援の会、海腎協、臓器移植119、そして藤木が所属するNPO法人・海外腎臓移植無料サポート協会（KTSA）。小沢コーチの渡航移植に直接的に関与していないのは臓器移植119だけだった。

藤木は小沢コーチの募金を知り、小沢コーチに接近し、海腎協の中谷に取り次いだ。

藤木自身、臓器移植119を通じてベトナムで腎臓移植を受けたレシピエントだ。慢性腎不全患者、透析患者の苦しさを十分に理解している。移植後のQOLがどれほど高いか、身をもって体験し、それを移植希望者に説明することができる。そして、海外での臓器売買による渡航移植が「ビジネス」として多額の利益を生むことも藤木は知り尽くしている。

寄付金なら明細で「臓器売買」を明かさねばならない

3月30日、私は小沢コーチの移植を引き受けた海腎協の中谷代表を取材した。やはり小沢コーチをメキシコに送る予定で計画は進行していた。取材の意図を告げると、中谷代表の表情は強張《こわば》った。

藤木からの依頼で、小沢コーチの移植を中谷代表は引き受けたが、小沢コーチが移植費用の大半を寄付金に頼っている事実を藤木から聞かされていなかった。

1500万円は寄付金だと知ると中谷代表は血相を変えた。

「藤木から話が来た時、寄付金を集めて移植するということを知りませんでした。わかっていればこの計画には最初からかかわりません。私どもが小沢コーチの移植を引き受けることは絶対にありません。間一髪のところで助かった」

2021年2月ないし3月に小沢コーチは中谷代表の事務所を訪れている。ドナーは生体なのか死体なのか、生体であればレシピエントにとってのメリットは何なのか、メキシコ往復のビジネスクラスのチケット代、メキシコでの滞在日数などを、中谷から聞いている。

中谷代表は、メキシコでの移植は、ドナーの詳細はわからないが病院側からは生体と聞いている。鮮度の高い臓器が期待でき、待機期間も短くてすむ。旅費は約90万円、到着後5日程度で移植手術が行われ、1週間入院。ホテルで2、3日療養して帰国というスケジュールになると説明した。

その説明を聞いた数日後、メキシコの病院で移植を受けるために、中谷が指定する都内の病院で小沢コーチは血液検査、HLA検査をすでに終えていた。

中谷は語る。

「自費で検査を受け、生体腎移植に強い関心があり、メキシコはドナーが生体であることを十分に認識していたと思う」

メキシコでの移植は臓器売買によるものだと小沢コーチは十分に知りえたということだ。

しかし、中谷代表は最終段階で小沢コーチのメキシコ移植を「断る」と明言した。

移植費用が寄付金である以上、渡航先、移植病院、移植の経緯、費用の明細などの公表を迫られる。それができるはずはない。メキシコは第三者のドナーからの生体移植、つまり臓器売買による移植で、だから短期間ですむのだ。

菊池に「絶縁状」を突きつけられ、生体腎移植がメキシコで可能と思っていた小沢コーチは、中谷代表からも寄付金を理由に移植の斡旋を拒絶されてしまった。

日本では認められないウクライナ人「妻」の婚姻証明書

藤木が所属するのは2018年に設立されたKTSAだ。どういう経過を辿ったのかはわからないが、藤木は設立当初からのメンバーだ。私は創立者（前理事長）の蔵前栄氏《くらまえさかえ》（仮名）に2019年、取材している。

KTSAはHPで、

「海外の病院が臓器提供を呼びかけ、レシピエントとドナーが顔を合わさずに、病院が完全に仲介し、不正な要素が存在しない『善意の第三者からの臓器提供』を成立させています。私たちは、海外での臓器提供希望者を持つ病院の移植希望待機者リストへの登録を無料でサポートします」

と謳っている。

さらに前理事長のコメントとして、

「私は、全て無料のボランティアで行います。そのためにNPO（特定非営利法人〈ママ〉）を、設立しました。臓器提供者も、お金は貰えません。全てがボランティアで無いと、臓器売買になります。生体臓器移植は、愛の連鎖でしか行えない事なのです。

私は移植後何人もの、移植待機者と話しました。悪質な業者に騙されて、本当に酷くお金を騙されてる方がたくさん居ます。お金の話をする業者には、依頼されません様に、間違いなく違法です」

とも記載している。

蔵前・前理事長は複数の貿易関係の会社から、経営コンサルタントとして給与をもらい、経済的には余裕のある生活を送っていた。そしてＫＴＳＡは渡航移植の斡旋というよりも、外国人患者を受け入れる海外の医療機関での移植希望待機者リストへの登録を無料でサポートする組織ということだった。

果たして「善意の第三者からの臓器」を、しかも外国人に提供する国があるのか。前理事長は国名としてメキシコ、カザフスタン、スリランカ、トルコ、ザンビアを挙げた。

ＫＴＳＡのＨＰにはさらに前理事長自身の体験も記述されている。

「待機リストに登録して頂きました。とても複雑で大変な作業でした。ドナー候補が見つかったとの連絡まで、６ヶ月ほどでした。海外で保険適用外の手術でしたので、手術費用は高額でした。しかし自分で加入していた生命保険などで、手術費用の一部支払いも出来ました。そして今、2019年を無事元気に迎えております」

前理事長はあたかも、病院から連絡があり、腎臓移植手術を受けられたかのごとく説明しているが、事実は違う。

前理事長は日本人の妻と離婚、その後、ウクライナまで赴きウクライナ人女性と「再婚」した。ウクライナ人「妻」の家族、親戚からドナーとなる人物を探すためだ。「妻」の弟が腎臓を提供してくれることになった。

「ウクライナの市役所から発行された婚姻証明書を持って順天堂大学で移植を受けようとしたが、この書類では無理だと断られてしまった」

ウクライナでの婚姻証明書を、日本国大使館に提出し、それが日本の戸籍に記載されなければ、妻としては認知されない。

蔵前は移植を引き受けてくれる病院を探し、最終的にはフィリピンで移植手術を行った。

「日本では、登録されたドナーから提供された腎臓で移植を受けるのは、いくら待っても無理。海外で金を積めば移植が受けられるのなら、私は移植を受けたいと思った。臓器売買が悪と言うのなら、私たちのような慢性腎不全の患者に生きることは悪だと言っているのと同じだと思う。海外で移植を受けられるという情報は、私にとっては希望そのものだった」

同じような病気で困っている人のためにとKTSAを創設したという。

「渡航移植を希望する患者が私どもに支払わなければならない費用はいっさいありません。移植が決定し、現地で移植が行われるという段階で、移植費用は患者本人が病院に支払うシステムになっています」

取材直後に急死した蔵前・前理事長

蔵前の説明によれば移植までの流れはこうだ。

海外には、臓器売買ではなく善意の第三者から提供された腎臓を、外国人にも移植する病院がある。その病院と協力関係にあるドナー関連の組織があり、そこには極めて数は少ないが寄付として臓器を提供してもいいというドナーの登録がされている。単なるアソシエーション（協会）の場合もあれば、宗教的なバックボーンを持つ教会もある。

前もってレシピエントの詳細なデータを病院に送っておくと、移植に適合したドナーが現れた時に連絡が来る仕組みになっているという。

移植を受けた外国人レシピエントが病院に支払った費用から、ドナー登録が行われている協会、教会、そしてドナー本人に金が渡るということはないのか。移植費用の一部がＫＴＳＡに還流することは本当にないのか。

「日本人レシピエントがドナーと顔を合わすような機会はまったくないし、病院側から協会側、教会側、そしてドナーには金が回っていないと信じるに足る状況があるとしか答えようがない。私どもにその金が回ってくることもない」

これが私の疑問に対する蔵前・前理事長の答えだった。

蔵前は日本の臓器移植法についても熟知している。海外の多くの国でも臓器売買は犯罪である。さらにKTSAのHPには日本語だけではなく、韓国語、中国語、そして英語で説明がなされている。中国語は台湾の患者を対象にしたものだ。

「韓国にはオフィスもあります。中国語は台湾の方を対象にしています。HPでの説明は、法的な問題をクリアするために現地の弁護士とも入念な打ち合わせをしてアップしています」

蔵前は相談費用として弁護士に1000万円を支払い、KTSAを運営するための費用は、すべて自らの寄付によって賄われているという説明をした。

設立されて1年と、まだ間もない頃だった。この間にKTSAを通じてどれほどのレシピエントが海外に渡ったのかは不明だ。

蔵前は患者からは金は受け取らないと明言した。その一方で、こうも付け加えた。

「病院に支払った移植費用が、その後どうなったかまでは私たちも知らないし、調べようがないでしょう」

実際その通りで、海外での金の流れはまさに藪《やぶ》の中で解明のしようがない。

登録をしただけで、日本人に臓器を提供してくれる「善意の第三者」がどれほどいるのか、蔵前に確かめたいことはまだあったが、第1回目の取材から20日後、心筋梗塞で亡くなってしまった。代表は他のスタッフに引き継がれたが、結局、間もなくＫＴＳＡは閉鎖された。

それでもＫＴＳＡのスタッフだった藤木は小沢コーチに接近した。

「中国は死刑囚からの臓器摘出であり、最近はウイグル族からの摘出も問題視されている」

藤木は小沢コーチにこんな説明をした。

小沢コーチは、藤木の説明に心を動かされ、藤木の仲介で海腎協に移植を依頼するようになる。

一般的に臓器売買による移植を斡旋する組織は、「臓器売買による移植のほうが、移植費用が安くなり、移植までの日数も短縮できる。生体腎移植のほうがわずか数％だが生着率、生存率が高くなり、体格のいい若いドナーからの臓器を移植できる」とセールストークする。

蔵前・前理事長はウクライナ人妻の弟をドナーにして、海腎協の中谷代表の仲介で最終的にはフィリピン・セブ島で移植手術を受けている。海腎協は元々フィリピン、そしてメキシコでの移植を進めてきた。メキシコでは、レシピエントとメキシコ人のドナーを、書類上で養子縁組か結婚させ、家族からの臓器提供という体裁を取る生体腎移植が進められる。まさに典型的な臓器売買のやり口だ。その方法で蔵前自身も移植に漕ぎつけている。

蔵前・前理事長は自分の移植を通じて、海腎協とは切っても切れない関係を築いた。

「KTSAの蔵前・前理事長からは、渡航移植を希望する患者がいた時には、よろしくと頼まれていました」

と、中谷は蔵前・前理事長と親密な関係にあったことを明かす。

患者の多くは、斡旋組織を回り、どの組織が信頼できるのか自分で確かめるケースがほとんどだ。

水面下でつながる斡旋組織

中には四つの組織を渡り歩いたが、最後は悲しい結末を迎えねばならなかった患者もいる。

海腎協を介してブルガリアで移植を受け、帰国し羽田空港で亡くなった浜村達夫《はまむらたつお》さん（仮名）もその1人だ。毎年ヨーロッパ各国で照明器具の展示会を開催するなどデザイナーとして知られていた。彼の2人の子供は医師である。

浜村さんを取材したのは2020年2月だった。取材というより、浜村さんから「相談したいことがある」と呼び出された。

4組織にあたり、すでにパキスタンの首都イスラマバードで移植手術のために開腹手術を受けていた。パキスタンでの移植を斡旋したのは臓器移植119で、最も多く犠牲者を出している斡旋組織だ。パキスタンでの移植は民家を改造したヤミ病院で行われる。

だが、浜村さんの腎動脈《じんどうみゃく》に問題があるということになり、移植は途中で中断。結局、開腹部分を縫合だけして帰国することになった。用意されていた移植用臓器は、同行していた妻の目の前でゴミ箱に捨てられた。

浜村さんが私に尋ねてきた。

「どの斡旋組織が信頼できるでしょうか」

「そんな斡旋組織はありません」私は答えた。

浜村さんは難病患者支援の会にもあたった。しかし難病患者支援の会は、菊池ではなく若いスタッフに対応させた。菊池は酔って事件を起こしたせいで執行猶予が取り消され、服役中で不在だったからだ。それで浜村さんの話は先には進まなかった。

一方でKTSAにはすでに登録をすませていた。

浜村さんはKTSAに望みを託したようだ。しかし、KTSAのHPに記載された内容を信じて、外国人にも移植の機会を与えてくれる病院に待機登録をしたところで、チャンスが回ってくるはずがない。そんな移植は九十九里浜の長い砂浜に落ちた一粒のダイヤモンドを探し当てるようなものだ。

「登録してしばらくすると、違う斡旋組織の人が現れた。水面下でつながっていると思った」

違う斡旋組織とは海腎協だ。

ＫＴＳＡに海外の移植病院への待機者リスト登録を依頼した患者がどれくらいいるのかわからないが、その中から浜村さんのように経済的余裕があり、透析からの離脱を強く望む患者が海腎協に流れるのだ。

浜村さんは、無謀な肝臓移植で死亡した渋谷さん（第3章）と同時期にブルガリアに渡り、腎臓移植を受けた。私と会ってからわずか10カ月後、73歳の誕生日を目前にして羽田空港で死亡した。

渡航移植斡旋業者には、日本国内でのドナー不足をいいことに、透析から離脱できた元患者が、透析に苦しむ患者を食い物にするというおぞましい構図もある。これが渡航移植の現実だ。

混乱する「小沢克年を救う会」の宮島代表

話を小沢コーチに戻そう。

2021年3月9日、菊池から「絶縁状」を内容証明で送られ、配達された10日にはそれに対して「小沢克年を救う会」の宮島芳樹《みやじまよしき》代表（仮名）が返信している。

小沢を救う会代表の宮島です。この度は、結果的に貴社に不快であり、またご迷惑をお掛けしお詫び致します。

また、勘違いされているようなのでご説明すると、本会は募金活動が主体の会でありますので、小職並びに本会から「どこで手術するのか？」など決定する権限はありません。したがって、HPでの御社内容も随時変更、改訂しますので、ご依頼の通り、近日御社名削除いたします。

現状以下内容含め、小沢本人も悩んでおりましたが、御社から移植に関しての活動辞退とのご連絡を頂きましたので、止む負え（ママ）ませんが他社にて進めようと思います。

しかしながら、小沢、鈴田（仮名　註＝「小沢克年を救う会」事務局員）の説明不足など勘違いされている内容に関しまして、以下ご説明させて頂きます。（略）
◆新宿NPO（註＝海外腎移植事情研究協会）から直接小沢へコンタクトがあり、本会の目的は腎臓移植の為の募金活動であり、どこで手術を実施するのか？　決定するのは、勿論小沢本人ですので、本人の意思で参考に話だけ伺おうとなり、リモート聴取を実施しました。
◆信頼関係がと仰られていますが、今になって手術場所がC国（註＝中国）との事でしたが、急遽《きゆうきよ》、前例のないB国（註＝ブルガリア）へと変更になったとのこと。
ここで小沢本人からは、非常に不安であり、悩ましいと連絡がありました。

結果、何方に決定するとは別に、先ずは血液検査を受け様子をみて最終的には小沢が何方にするか決定するか？　となっておりました。

◆上記の通り、本会は募金活動が主たる活動であり、どこで手術を進めるのか？　は、小沢本人が決めることであり、本会は募金して頂いたお金を小沢が無事移植できるよう、正当に使用し、それを確認し、最終的にはどこで手術をした？　でなく、募金して頂いた方々にご報告する。ここまでが、本会の業務です。
　また、勿論ですが上記の通り、募金して頂いた方々、関係者全員が御社同様、最終目的は小沢が無事腎臓移植が実施でき、先ずは無事帰国することが目標ですので、義理や仁義、商流など色々なしがらみがあると思いますが、ご理解して頂きたいと思います。長文となりしたが（ママ）、両社NPO法人でありながらこのような鍔迫《つばぜ》り合いになってしまったこと、残念であり、小職の想定外でもあり、管理不行き届きお詫び申し上げます。

　宮島代表のメールからは「小沢克年を救う会」の混乱ぶりがうかがえる。翌11日もメールを菊池に送っている。

　HPの御社名削除につきまして、明日中には実行できるよう進めております。しかしながら、募金者から何故？　と問い合わせがあった場合、勿論それなりの回答をしなければならないので、1点以下についてご回答いただきたい。

今回の経緯を私なりに紐解きましたが、結果は、私どもの本会と同じく100％ボランティアであり、貴ＮＰＯも新宿ＮＰＯも善意で動いており、よくあることですが、これが裏に入る事があり、以下と考えました。

海外移植含め移植については、様々な考えや価値観、宗教上の問題、国家間の問題、これまでの貴ＮＰＯの歴史等々、様々な問題があることから、海外移植自体が非常にデリケートな事象であり、今回のようなケースとなってしまうケースが多々あり、特にＫ氏などジャーナリストが動くことにより事態は悪化してしまった、と落とし込みましたが、いかがでしょうか？　お手数ですが本会にも説明責任がありますのでご教示願います。

ちなみに故意なのか不明ですが、Ｋ氏に漏れたのは、新宿ＮＰＯが本会サイトをシェアしたことによるとの情報ですがいかがでしょうか。

尚、明日事務局鈴田よりいくつか質問や確認事項があるとのことですので此方もご回答頂きたく、宜しくお願い致します。


小沢克年を救う会は混乱し、直面している事態を十分に把握していなかった。「Ｋ氏などジャーナリストが動くことにより事態は悪化してしまった」「Ｋ氏に漏れたのは、新宿ＮＰＯが本会サイトをシェア」とあるが、宮島代表のメールに出てくるジャーナリストの「K氏」とは私のことを指しているようだ。

1500万円を抱えて彷徨う移植難民

私が取材に動き出したのは3月21日で、3月10日時点ではT大学にも小沢コーチにもまだ取材依頼は出していない。また仮に、取材に動いたところで事態が悪化するとは思えない。私は3月5日にえひめ移植者の会FBの藤木の書き込みを見て、小沢コーチがメキシコで移植手術を受けようと計画しているのを知り、菊池に情報提供を求めたに過ぎない。

また「新宿NPO」は海腎協を指しているようだが、海腎協はNPO法人ではない。海腎協の中谷代表は「渡航移植はクリーンな世界ではない」と言う。そんな海腎協が自らのHP上で、寄付金によって移植を行おうとする小沢克年を救う会HPをシェアするはずがないし、実際してもいない。海腎協は小沢コーチの移植費用の大半は寄付金という事実を知り、小沢コーチのメキシコ移植を断っている。

移植斡旋組織でNPO法人となっているのは、難病患者支援の会と、代表が急逝したことで組織を閉鎖した海外腎臓移植無料サポート協会（KTSA）だけだ。そして、小沢コーチが募金活動していることを知り、元KTSAスタッフの藤木が接近したのだ。

私には藤木という人物が、女衒《ぜげん》のように思えてならない。江戸時代に女性を遊郭に売りつける仲介業だ。今ふうに言うなら、ホストクラブにはまり多額の借金を抱えた女性を風俗に紹介する悪質ホスト、路上でボッタクリバーに案内する客引きのような存在だ。

つまり小沢コーチも小沢克年を救う会も、海腎協とKTSAの判別すらついていない様子なのだ。

宮島代表のメールに菊池が苛立ちを持って答えている。

〈意味不明のメールを頂き返事をしかねていました。

1　新宿のNPOはどの団体をさしていますか？

2　ジャーナリストのKは具体的に誰のことですか？

3　NPOとの鍔迫り合いとは何のことでしょうか？

4　商流との表現がございますが、渡航移植をビジネスとお考えですか？

5　「御社から移植に関しての活動辞退とのご連絡を頂きましたので、止む負え（ママ）ませんが他社にて」　事実に反し天と地がひっくり返っています〉

そして内容証明を送付した経緯を、改めて菊池は宮島代表に説明した。

「〈救う会〉は当方のHPを掲示し募金を集めながら、その一方、一切の相談もなく他の団体と秘密裏に交渉を進められたのは信義則に反し、信頼関係を根底から毀損されました。（略）

これらの事実関係を併せて勘案し支援活動の辞退に至った次第です」

小沢コーチに、中国に代えてブルガリアでの移植を案内した経緯については「補足説明」を加えた。

「私ども今日まで死体移植（脳死を含む）に限定して活動をして参りました事は前述の通りです。当初、中国の移植センターへ案内の予定でしたが渡航制限により中断しました。

その後、他の団体がブルガリアへ案内した患者が体調不良となり私どもへ救援を求めて来ました。患者の命を救うべくＮＰＯ提携の外科医（消化器）が現地ブルガリアの外科医と治療方針を協議しています。

その関係でブルガリアの病院と縁をもち〈死体移植を条件〉渡航移植が可能となり小沢様に打診したところ上記〈資金が無い〉と断られた経緯です。

（上記42歳男性は現地にて生体移植により死亡されています。求めがあれば死亡の経緯、問題点及び患者やその家族の差し迫った状況など詳細な事実〈エビデンス〉を開示します）

本書面を持ちまして当団体は本件の関与を終了させて頂きます」

難病患者支援の会との関係は完全に途絶え、そして3月末には海腎協からもメキシコ移植は断られてしまった。１９７５年にベトナム戦争が終結し、１９８０年代、多くの難民が漁船、老朽《ろうきゅう》船に乗ってベトナムを離れ、行くあてもなく南シナ海を彷徨《さまよ》った。小沢コーチは完全に寄港地を失い、まさに移植難民だった。

小沢コーチには、教え子、大学生、高校生から集めた1500万円が足かせとして残された。そして、2021年末から年明けにかけて、小沢コーチの移植をめぐって大きなトラブルが発生することになる。そのトラブルこそが菊池逮捕へとつながった。

第6章 集魚灯

海外腎移植事情研究協会を介してブルガリアで腎臓移植を受け帰国し、2020年12月、羽田空港で死亡した浜村達夫さんが、なんとしても透析からの離脱をと望み、最初に頼ったのは臓器移植119の長友弘幸代表だった。長友は、浜村さんをパキスタンのヤミ病院に案内した。長友にとって移植を望む透析患者は金儲けの「材料」でしかない。2019年、臓器移植119を介してパキスタンのヤミ病院で移植を受けた日本人患者7人のうち4人が感染症にかかって帰国、うち1人は移植に失敗し生命の危機さえあった。もう1人重篤な患者は半年にも及ぶ入院生活を余儀なくされた。他の2人は感染症をなんとか乗り切った。残りの3人の所在は割り出すことはできなかった。手術の成否は不明だ。

その事実を講談社「現代ビジネス」（webマガジン）に4回連載（2019年7月26日から9月16日）したが、共同通信も「パキスタン4邦人腎移植　違法売買か」（2019年8月19日）と長友の臓器斡旋について報道した。これらの報道はすべて仮名で、実名報道ではない。ちょうどその頃、長友はパキスタンにいた。長友は言葉巧みに浜村さんをパキスタンに連れて行った。浜村さんに腎臓移植手術を受けさせるためだ。

パキスタンを訪れた浜村さんが長友の手口について証言した。

「すべて口から出まかせの大ウソばかりでした。でもどんなことをしてでも透析からは離れたかった」

藁《わら》にもすがる思いだったと、当時の心境を浜村さんは明かした。

ゲストハウスでは「カーテンを開けないで！」

浜村さんはパキスタンで移植手術を受ける7年前、初期の肺がんの手術を受けた。その後、健康に問題はなく過ごすことができた。しかし、2年ほど前から急に大きな病にみまわれる。2度目の肺がん、膀胱《ぼうこう》がん、そして心臓カテーテルの手術を受けなければならなかった。

「カテーテル手術を受ける際、造影剤《ぞうえいざい》を注入しますが、その時すでにクレアチニンは異常値を示し、医師からはカテーテル手術の後は、造影剤の影響で腎臓が機能しなくなると告げられていました。生きるために透析を覚悟した」

手術後、医師の説明通り、浜村さんは透析治療を受けなければならない状態へと陥った。

透析は自分が思っていた以上に、肉体的な負担が大きかった。透析を受けたその日は、もう何もすることができなかった。それほど体力を消耗した。照明器具のデザイナーとしての仕事を続けたいと思っていたが、それが困難になってきた。

透析から離脱するには腎臓移植しかない。

「日本国内の腎臓移植に期待できなかった」

インターネットで海外での移植を調べてみた。検索でヒットしたのが長友のHPだった。

浜村さんは都内にある臓器移植1１9のオフィスを訪ねた。様々な事業主が入る共同オフィスだった。一抹の不安を覚えたが、わずか6日後の２０１9年7月29日には契約を交わしていた。浜村さんは長友と「業務委託契約」を結び、移植費用の15万ドル（当時、約１６２９万円）を契約時にすべて支払っている。

最初はマレーシアで検査を受け、カンボジアかバングラデシュで移植手術を受けるという説明だった。それが突然、パキスタンならすぐに移植は可能だと、長友が伝えてきた。

「移植手術は盲腸よりも簡単な手術で、手術が終わった段階で執刀医と会話をしていることになると思いますと、長友は私に言った」

私はすでに、長友のパキスタン移植の疑惑について「現代ビジネス」で連載を始めていた。臓器移植1１9の杜撰《ずさん》な渡航移植の実態が浜村さんに伝わるのを恐れたのか、長友の対応は素早かった。

浜村さんは血液型検査を受けただけで、移植には絶対に必要なHLA検査も受けずに8月14日にイスラマバードに向かうことになった。出発前に浜村さんの顔や歩くシーンの動画が撮影された。長友は成田空港から出発したが、浜村さんは妻とともにローカル空港からタイを経由してイスラマバードへ。到着したのは深夜だった。

「映像は現地のスタッフが私を出迎えるためのものだったと、その時にわかりました」

空港から車でゲストハウスと呼ばれる家に2人は案内された。部屋に入り周囲の様子を見ようとカーテンを開けようとしたら、若い男性のスタッフが慌てた様子でやってきて、「カーテンを開けないで」と注意された。

翌朝、ゲストハウスで長友と会った。支払った金額の中には浜村さんの宿泊費や食事代も含まれていた。別途、妻の食事代が請求された。

「当然だと思って妻の分も支払いましたが、食事といってもゲストハウスで長友がご飯を炊き、おかずは彼が日本から持ってきた缶詰でした」

イスラマバードでは、手術前に2回透析を受けた。ゲストハウスから車で透析病院に運ばれた。

「透析病院に向かう車中で、アルコール消毒をすることもなく2度採血されました。2度目の採血がＨＬＡ検査のためだと、長友から聞かされた」

ＨＬＡ検査は設備の整った病院であれば、４、５時間で結果は出る。果たしてそうした病院へ浜村さんの血液は送られたのだろうか。２度目の採血からわずか２日後の８月20日に移植手術は行われている。その間に適合するドナーが見つかったのか、大きな疑問が残る。

2000例の手術経験がある医師がゴミ箱に移植用腎臓を捨てる

その一方で、日本を離れる前に長友は浜村さんに告げている。

「すでにドナーは見つけている」

ＨＬＡ検査もせずにどうして適合するドナーが確保できるのか。長友は15万ドルを支払わせるために、甘言《かんげん》を弄した可能性が十分に考えられる。

「透析を受けた病院で３回ほど心臓のエコー検査は受けました。それ以外はＣＴもＭＲＩもしていません。透析用のベッドが四つほど並んでいましたが、とても衛生的とはいえない病室でした」

ゲストハウスから同行したパキスタンのスタッフが、看護師に透析の費用を現金で支払っていた。

移植手術当日、ゲストハウスから浜村さんと妻は車に乗せられ数十分のところにある「クリニック」に運ばれた。

パキスタンで移植を受け、「現代ビジネス」の取材に応じてくれた3人は、普通の民家だったと証言した。浜村さんも同じ家に連れて行かれ、そこで移植手術を受けたと思われる。その家に車が入ると、すぐに門が閉じられた。

浜村さんだけが手術用の部屋に通された。

「手術用のベッドがあって、周囲には血のついたままのメスやハサミが残されていて、驚いたのを覚えています」

看護師がいて、ベッドの上に座るように言われた。

「その後の記憶はまったくありません」

手術室に入った直後から記憶がないというのは、取材に応じてくれた3人ともまったく同じだった。

「気がつくとゲストハウスに戻っていました」

ベッドの横で妻が涙ぐんでいた。

腎動脈の動脈硬化が進行し、手術はできなかったという説明を長友から受けた。結局、開腹しただけで移植は行われなかった。

長友が斡旋する移植は、手術道具を揃えただけの普通の民家で行われ、ドナーの腎臓摘出から移植まですべてが違法なヤミ移植なのだ。当然ＩＣＵもなければ、非常時に備える救命救急医も不在だ。

ドナーから摘出された腎臓は浜村さんへの移植が無理だったとしても、腎臓を保存液につけておけば、72時間以内なら他のレシピエントへの移植は可能だ。移植臓器が不足しているのはどこの国でも同じだ。しかし、腎臓はゴミ箱に遺棄《いき》された。ヤミ移植の証拠となるものは即座に処分される。移植医も手術を終えると姿を消してしまう。

パキスタンの40代と思われる医師について、長友は２０００例の移植経験を持つと浜村さんに吹聴《ふいちょう》していた。ベトナム、カンボジアでは５０００例の執刀経験を持つ医師が移植にあたると言っていた。長友は患者を安心させるためにウソを平然と並べる。

結局、浜村さん夫婦は8月25日にバンコク経由で帰国した。浜村さんはまだ抜糸《ばっし》もすんでいない状態だった。

医療水準の低い国で多くの犠牲者を出し続ける男

長友は、パキスタン・ルートの前はベトナムに患者を連れて行った。現地の病院や日本人レシピエントとの間でトラブルを起こし、ベトナムでの移植の道を閉ざされていた。ベトナムの前は中国で移植斡旋を行い、長友は中国当局によって逮捕されている。

２００７年9月、中国瀋陽《しんようし》市公安局は「臓器売買を禁止する衛生省規定に違反した」などとして長友を逮捕した。長友は「中国国際支援センター」を名乗り中国語でも宣伝し、瀋陽や上海などの病院と提携、２００人以上の日本人に臓器移植を仲介したとされる。しかし中国の検察当局は虚偽広告罪で起訴しただけだった。

日本の地方裁判所にあたる瀋陽市中級人民法院は２００８年10月、懲役1年2カ月、罰金10万元、国外追放の判決を言い渡した。しかし、長友は懲役に服することなく２００８年11月に帰国した。

なぜか。

中国の臓器移植は、人権上極めて問題だと国際的批判を浴びていた。

表向き、中国は外国人への移植を禁止した。長友を「臓器売買を禁止する衛生省規定」違反で裁けば、もはや「産業」となっている外国人への移植の実態が法廷で明らかになる。それを警戒し長友を国外追放しただけですませたのだ。

国外追放されても長友は、日本の警察当局に逮捕されることもなく、帰国から間もなく、中国での逮捕容疑となった虚偽記載のＨＰではなく、組織名を変更した新たなＨＰを開設する。

それが臓器移植１１９だ。

日本の臓器移植法は、それが海外でのことであっても臓器売買や無許可の臓器斡旋を禁じている。しかし、実態はザル法だ。海外で移植が行われ、金の流れがつかみにくく、臓器を売ったドナーを特定することが極めて困難だからだ。それを長友は実感したのだろう。追放処分で帰国した直後から、活発に動き出していた。

臓器移植119のHPには「中国、フィリピン、ベトナム、カンボジア、インドネシア、インド、イラン、スリランカ等で400人以上の内外の患者をサポート」と記載されていた。また「最も料金が安く移植手術」が可能で、腎臓の移植費用は「15万ドル」とも。

移植が行われる国は、医療水準は日本よりもはるかに低いアジアの国々で、行く先々で違法な臓器売買による渡航移植を繰り返した。そしてトラブルを起こし、多くの犠牲者を出している。そして、長友に残された最後の移植引き受け先がパキスタンのヤミ病院だった。

「これくらいの動脈硬化で移植できないということはない」

浜村さんにイスラマバードのヤミ病院で移植手術を受けさせ、浜村さん夫婦、長友が帰国した翌日のことだった。

長友本人から私宛にメールが届いた。

〈私なりに患者の皆様の為にも世界中を巡って頑張って来たつもりですが、この度の事（註＝共同通信、現代ビジネスの報道）も有り、この仕事を続ける事を諦めました。今月をもって腎移植

のサイトを閉めさせて頂きます〉（2019年8月26日）

私は最初からこの言葉を信じていなかった。

手を替え品を替え、インターネット上で渡航移植を望む患者を集めるだろうと思っていた。予期していた通り2020年の年明け早々に長友は閉鎖前とまったく同じHPを再開している。

浜村さんは共同通信が配信した「パキスタン4邦人腎移植　違法売買か」（2019年8月19日）という記事をパキスタンで読んでいた。

「高橋さんがパキスタンでの移植についていろいろ書いているという話は現地にいた頃、長友から直接聞きました。共同の記事を読み、これは長友のことなのか本人に聞いたら、自分のことだと認めていました」

追いつめられた長友が強引に、浜村さんのパキスタンでの移植を推し進めた感が否めない。

生体腎移植であれば、1週間前からレシピエントに免疫抑制剤の投与が開始され、移植後の拒絶反応に備える。移植直前に免疫抑制剤が投与されるのは、脳死、あるいは心停止のドナーが突然現れた時で、浜村さんには生体腎移植にもかかわらず後者の方法が採られている。

さらに浜村さんはパキスタンから帰国後、どの病院で移植後のケアを受けるか、未定のままイスラマバードに向かっている。レシピエントは免疫抑制剤を服用しなければ、拒絶反応が起きる。移植した腎臓は廃絶し、場合によっては生死にかかわる状態に陥る。

海外で移植を受けた患者に対して、日本移植学会の江川裕人《えがわひろと》・前理事長は「警察に通報してもかまわないか、了解を取った上で診察するようにしている」と明言した。

江川・前理事長はその根拠として臓器移植法を挙げた。同法11条によって確かに臓器売買は禁止されている。

「臓器提供の対価として財産上の利益を与えたり要求してはならない」とし、「違反者は5年以下の懲役または500万円以下の罰金」と定められている。

海外であっても処罰の対象となる。

海外で移植を受けた患者のケアにあたる医師、病院は限られている。帰国後の病院が定まらないまま移植を強行するなど無謀というしかない。

実際、帰国後、開腹部分の抜糸は親戚の医師に頼むしかなかった。

「以前と同じ病院で透析を受けていますが、その病院では1度消毒だけしてくれましたが、それっきり後は何もしてくれません」

浜村さんは宇和島徳洲会病院を訪れ、万波誠医師の診察を受けた。

「CTを撮った後、これくらいの動脈硬化で移植ができないということはない、と言われました」

浜村さんは移植をあきらめたわけではなかった。パキスタンで医師から告げられた診断が正確なのかセカンドオピニオンを聞きに行ったのだ。私が驚いたのは、浜村さんの診察日に、KTSAスタッフであり、万波誠医師の患者でもある藤木、そして海腎協の中谷代表が宇和島徳洲会病院に姿を見せていたことだ。

私はこの事実を浜村さんが亡くなった後に知った。藤木、中谷代表は偶然だったと証言するが、その言葉を鵜呑みにはできない。海腎協の仲介による浜村さんのブルガリア移植計画はこの日から始まったのだ。

浜村さんが、私にどの組織が信頼できるのか、尋ねてきたのもこの頃だった。

デタラメな「ES細胞」移植に5日間で2200万円支払った夫婦

長友は臓器移植119のHP上で、以前はスキー場にホテルを建設、長野オリンピックを当て込んで大型レストラン、ロシア迎賓館《げいひんかん》を建設、大儲けしたが、オリンピック後に事業は破綻したと自己紹介している。その当時、撮影したものなのか、HPには羽田孜《はたつとむ》元総理や、国際オリンピック委員会のサマランチ元会長と一緒に写した写真が掲載されていた。こうして長友は不安を抱きながら訪ねてくる患者を信用させていたのだ。

写真に写る長友は頭髪が薄く、小柄だ。しかし、金になると判断した患者への眼差しと対応は、アマゾン川の澱《よど》んだ流れに潜み獲物を待ち受けるピラニアのようだ。

国外追放処分を受けて中国への入国が困難になっているにもかかわらず、助かりたいという患者の弱みにつけ込み、長友は患者を中国に送っている。

館山光男《たてやまみつお》さん（仮名）は、長友とかかわりを持つようになってから半年後の2012年1月、最後はジャカルタで、83歳で亡くなった。

「母はずっと父と行動を共にしてきましたが、この件には触れるのを極端に嫌うので、私がお話をさせてもらいます」

長男の英雄《ひでお》さん（仮名）から長友の手口を聞いた。

父親の光男さんが糖尿病から腎不全になり、透析治療を受けるようになったのは2010年。翌年の1年間は透析治療で通院したが、その間に本や資料で腎臓移植のことを知った。

「後から父が読んだ腎臓病に関する本を開いてみましたが、重要なところにはすべてマーカーが引かれていました。透析が苦痛で、なんとしても透析から逃れたかったようです」

2011年2月、最初は当時まだ残されていた移植斡旋組織の一つに移植の相談を持ちかけた。そこでは中国での移植を斡旋していた。大連《だいれん》の病院で検査を受け、レシピエントの登録料として250万円を支払った。

「斡旋ブローカーは日本国内でそうしたお金をやりとりすると、後々問題になるとわかっていて、韓国に現金を持って行かせ、そこで中国の組織に振り込ませるといった巧妙な手口でした」

しかし、その後、いっさいの進展はなく、光男さんは他のルートをあたることになる。二つ目の組織は、タイでの移植を斡旋していた。2011年5月、最初に450万円を払い込み、実際にタイのバムルンラード病院で2週間検査入院、250万円を支払っている。さらにレシピエント登録料として300万円を要求された。

が、手口が最初の斡旋組織と似ていることに不信感を抱き、支払いを中止した。

館山光男さんがこうした高額な金を自由に動かせた背景には、ビルやマンションなどの不動産を所有し、テナント料や賃貸料など多くの収入があったことがある。

その後、光男さんはインターネットで臓器移植119の存在を知り、長友代表と会ってしまう。そこからは弱みにつけ込まれ、長友の、「オレオレ詐欺」など霞むほどのあくどい手口で金が奪われていく。

中国に入国できない長友は「ES細胞」の移植斡旋を仲介する。2011年6月、館山さん夫婦だけが北京経由で長春《ちょうしゅん》に入っている。

「ES細胞があるのは世界でここしかない。ES細胞の移植を行うと、1カ月後に症状が良くなる、腎不全の症状が改善される、と両親は長友から説明を受けていました」

長友は医学的知識の乏しい館山光男さんに、「ES細胞」移植についてこう解説している。

〈今回の治療は臓器移植では無く、世界最先端の再生医療にトライするものです。移植手術等によるリスクや副作用等が全くない治療法ですので安心されてください。治療自体は静脈注射（点滴）もしくは直接穿刺《せんし》によるもので、殆ど苦になるものではありません。しかしながらその効果は目を見張るものがあります。館山様には是非御健康な体を取り戻して戴きたいと思います〉

長春では臓器移植119の現地スタッフが対応にあたるので、言葉などの心配はいらないという触れ込みだった。

〈ES細胞の移植に関して昨晩担当のコンシェルジェと話しましたところ、腎臓回復を目指す細胞の量を考えると、一回きりの投与では少ない旨を指摘されました。今回の渡航では3回の投与が望ましい・・と申されています。但し費用の問題もあると思いますので、館山様ご自身の御判断にお任せする旨話しておきました〉

以上が長友からのメール連絡だ。

「ES細胞」の移植は1回300万円。

館山さん夫婦は吉林大学《きつりんだいがく》通源生物工程有限公司で検査を行い、2日後に「ES細胞」の点滴注射を受けた。

「ES細胞移植は、父だけではなく、母まで老化防止という名目で受ける羽目になっていました」

長春滞在はわずか5日間、館山さんは長友に約2200万円を支払っている。

ES細胞、iPS細胞を用いた再生医療が注目されているが、腎臓は再生が極めて困難な臓器と言われる。再生が可能だということがわかってきてはいるが、臨床応用までには相当の時間がかかるだろうと考えられる。「腎不全の症状が改善」されるなどという長友の説明にはまったく根拠がない。

「長友はあくまでも仲介で、法律上の責任を逃れられるような巧妙な手口です。現地の病院では、両親の他にも膵臓がん末期の方もES細胞移植を受けていたそうです」

結局、長春で受けた「ES細胞」の移植も効果は見られなかった。実際どのような薬剤が点滴注射されたのかもわからず、期待した効果が得られるはずもなかった。

館山さん夫婦の経済力を知った長友は「ES細胞」の移植だけではなく、今度は腎臓移植の話を持ちかけてきた。

深刻な医師不足に苦しむパラオに8人の移植患者を送る

移植を望む慢性腎不全の患者を渡航移植に踏み切らせる長友の手口は共通している。すぐにでも移植ができるような口ぶりで、先に移植費用を渡航移植希望者に支払わせてしまうのだ。

その後は様々な名目を付けて、移植に必要な費用だと言っては、患者本人と患者家族から金銭を巻き上げていく。

9月に入ると長友は館山さんにベトナムのハノイにある国立病院で、1000万円支払えば腎臓移植が可能と伝えてきた。

「父は透析から逃れたい一心でこの話に飛びついてしまった」

館山さん夫婦には経済的な余裕があると判断した長友は、それ以後移植の情報を次から次に流し始めた。

長友が館山さんに宛てたメールだ。

〈ご存知の事と思いますが、現在の世界の移植事情は非常に厳しい状態にあります。唯一中国にて合法な移植が出来るのですが、採算（ママ）中国側に依頼を掛けましたが、高齢者には若い方のドナー臓器を譲る事は出来ないと言われ、さらに、高齢者としてのリスクの問題から進展ができずにおりました。その中で、ベトナムにて中国人医師が出張し、移植できる可能性が有るというベトナムドイツ病院をお尋（ママ）ねし、移植可能と言う判断を頂いたのですが、余りに施設が古びており、私としてはどうしても薦める事が、出来ませんでした。そこで四方八方手を尽くした結果、ベトナム医師の仲介により、フランス資本のカンボジア最大の病院での移植の道に辿り着いたわけでございます〉（10月6日）

このメールには、長友が中国で逮捕され国外追放になった事実や、中国に入国できない状況にあることなどいっさい触れられていない。高齢を理由に移植が進まないとだけ記載されている。

さらにベトナムかカンボジアで移植が可能だとも伝えてきた。

〈ベトナムドイツ病院での移植を選択するか、もしくはカンボジアを選択するかです。選択の基準は病院施設の状況及び医師と面会し、館山様が信頼出来ると判断されるかです。もちろん両者ともに５０００例以上の経験を有した医師が執刀します〉（10月7日）

日本で最も多く腎臓移植を手がけているのは、宇和島徳洲会病院の万波誠医師だと言われている。１９７７年12月に１例目を行い、１０００例に達したのは２０１３年３月だった。２０２２年10月14日、81歳で亡くなったが、移植は１８００例を超えた。１人の医師が行った移植数ではこれが世界のトップだろう。

こうしたことを考えると、日本の医療水準と比較すると、開発途上国のベトナムやカンボジアで、「５０００例以上」という数字が現実離れしていることは明らかだ。しかし、長友はこうした宣伝文句を平然と移植を希望する患者に並べたてた。館山さん夫婦は10月、移植が受けられると信じてベトナムに向かった。

以下はのちに英雄さんが調べたもので、ベトナムでの移植費用のうち、記録として残されている長友への支払い金額だ。

「H23／9／16　長友に登録料300万円支払い。

H23／10／12〜10／30　ハノイに滞在。長友に現金250万円支払い。

H23／10／31　ホーチミンに移動、D（長友のアシスタント）に合計現金350万円支払い」

長友が移植を行えるとしたベトナムドイツ病院はハノイにあるようだが、館山さん夫婦は18日間滞在しただけで、なぜかホーチミンへ移動し、そこには10日滞在している。

その間、英雄さんに長友からメールが送られてきた。

〈お父様はベトナムハノイのベトナムドイツ病院にて検査入院しましたが、最終検査の結果、こちらの病院ではリスクが多いとの事で手術を拒絶されてしまいました。その後ご本人とも相談しました結果、わたくしの知人の紹介で、インドネシア最高峰の病院で、大統領特別枠により、移植の可能性があるということでそちらに移転されました。

現在お父様お母様はインドネシアジャカルタにございます Hotel NIKKO（日航ホテル）に滞在されております。

今回以前インドネシアの大統領補佐官をされていたヤン氏のご紹介により、大統領枠にて腎移植が可能となった為でございます。

病院は“RUMAH SAKIT PGI CIKINI”クリスチャン病院でオランダコロニアル建物（現在

サイトが再構築中のようです）古いですがインドネシア最高峰の病院です。ドクターはアメリカアトランタの移植専門病院で長らく執刀経験を持ち、インドネシア大統領の移植手術を手掛けたドクターでDr Mariohot氏が執刀します。またNURSEは全て英語ができます。

現在の状況はドナーのマッチングにより最良のドナーを待っている状況です。ドクターの話では高齢であるため、出来るだけマッチングの良いドナーを厳選し、術後の拒絶反応を抑えたい考えのようです。

医師はご本人に既に移植することについて確約されています〉（11月12日）

長友は、移植病院が定まらないまま患者を渡航させることを、これまでにもしばしばやっている。

最初はベトナムの病院を告げられたが、インド、フィリピン、インドネシア、そしてパラオと次から次に渡航移植先を変えられた患者も珍しくない。移植費用を支払ってから3年、中には5年も待たされた患者もいる。

長友は8人もの患者をパラオに送り、移植させようとしたこともある。6000キロ以上離れたインドから医師団、看護師団がパラオに入り、医療機器も持ち込まれるという話だった。患者は直前に計画が頓挫した事実を知り、渡航を中止した。

移植病院の事務局長が死亡したために、移植ができなくなったと長友は患者にメールで連絡している。

〈本日何度もパラオに電話しましたが、大統領と話が出来ませんでした。関係者が全てナショナル病院事務長の葬式の為、バタバタしているようです。わたくしは直接大統領と厚生大臣との話し合いに行く事に致しました〉

カンボジアで移植ができるとチケットまで用意した患者が聞かされた移植中止の理由は、「保健衛生大臣（日本の厚労相にあたる）の死で移植が延期になった」というものだ。これらはすべて虚偽である。

渡航先の政府要人、移植病院の医師らと太いパイプがあるかのごとく振る舞うのは、長友の常套手段なのだ。

外務省はパラオの医療情報についてこう記している。

「入院施設を有する総合病院も国内に1カ所あるのみ、科によっては専門医不在で医療レベルは十分とは言えません。専門医受診を要する患者は台湾・フィリピン・グアム・ハワイなど国外の病院を受診するのが普通です」

長友はそんなパラオに8人もの患者を送り、移植させようとしたのだ。

患者の命をなんとも思わない男がつくウソ

ジャカルタに移動し、館山さんは言われるがまま移植費用を支払っている。英雄さんが父親の振込状況を精査している。

「H23／12／1　長友に1000万円支払い。
H23／12／20　Dに現金200万円」

ジャカルタで移植が行われたのは12月22日。

「ドナーは少年で、書類上は父の親族から臓器提供を受けた手術という体裁が取られていたようです」

英雄さんは語る。

手術の翌日、長友からメールが入った。館山光男さんにはずっと妻が付き添っていた。

〈昨日お母様からご連絡が有った事と存じますが、手術は無事終了致しまして、昨晩元気に麻酔から目を覚まされました。

今のところ術後の様態（ママ）も安定しておりますのでご安心ください〉（12月23日）

1週間後、さらに長友に金が振り込まれた。

「H23／12／28、29　長友に500万円振込」

これらの金額は、記録に残っていたものだけで、実際にベトナムやインドネシアで、どれだけの金が長友に流れたのか、実態は藪の中だ。

移植を受けた館山光男さんは２０１２年の新年をジャカルタの病院で迎えた。その様子を長友がメールで報告してきた。

〈お父様の手術が無事に済みまして、経過も順調であることについて心（ママ）をなで下ろしております。

さて、経過に関してでございますが、先ほど、お母様から連絡がございまして、日本での受け入れ病院がお決まりになったとの連絡を頂きました。

ついては医師からの診断書を用意して欲しいとの事でございます。医師とは明後日の日曜日にお会いして、診断書を頂く手配となりましたので今しばらくお待ちいただければと存じます。

また、館山さんの経過ですが、昨晩の時点で主治医のDr.プリンゴから腎臓の経過は日に日に良くなってると言ってました。尿の方も３０００cc出ており腎臓に関しては問題ないと。術後、館山さん自ら運動（リハビリ）を拒絶し先生がたも悩んでましたが、ここ2日間リハビリの専門医の指示に従い病室を歩いたり、足や腕を動かしたりしてます。心筋梗塞に関しては、術後から心臓のモニタリングを24時間していて、心臓の変化を察知し直ぐに薬で対象（ママ）した為無事今に至っている状況です。詳しい資料及び検査結果に関しては日曜日に主治医と打ち合わせの際にもらう予定です〉（２０１2年1月6日）

手術から2週間が経過し、すでに心筋梗塞の兆候《ちょうこう》が表れていたと見られる。

長友は日本での術後のケアにあたる病院のあてもないまま館山さんの移植手術を行い、その病院を英雄さんに探させている。この頃すでに海外で移植を受けたレシピエントの「診療拒否」が起きていた。

館山さんには「大統領特別枠により、移植の可能性がある」と伝える一方で、書類上は館山さんの親族にあたる少年から臓器提供を受けた生体腎移植になっていて、明らかに違法だ。その事実が露見するのを恐れたのか、長友は「中国の病院で移植したことにしてほしい」とまで英雄さんに伝えている。

中国では建て前上は「死体」から提供された臓器が移植されていることになっているからだ。しかし、この直後に館山光男さんは意識不明の重体に陥る。容体についてメールが入った。

〈心肺停止がありました。すぐに蘇生を行い、人工呼吸と心臓マッサージその後ペースメーカーを入れ対応を行いました。今後に関して、医師の判断では、現状自力で心臓及び呼吸ができてないので、それを補うため機器及び薬を投与し自力での回復を待っているところです。血液の入れ替えを行いました〉（1月9日）

結局、館山さんは回復することなく1月10日午前7時40分に死亡した。「死因医療証明書」には「自然死、心筋梗塞」と記されている。

長友からは、その後の治療費、遺体搬送費としてさらに300万円を求められ、支払っている。わかっているだけでも長友に支払った金額は５１００万円。

「死亡後、約1日で父は日本に搬送されてきました。変に対応が早かったことが印象に残っています」

長友は閉鎖される前のＨＰで、「４００人以上の内外の患者をサポート」してきたと謳っていた。その中に館山さんと同じような経過を辿った患者がどれほどいるのだろうか。

長友はその後も移植を希望する患者を海外の病院へ送り続けている。患者の生命をなんとも思わない長友が並べるウソに、透析から離脱したい一念で、集魚灯に集まってくる魚のように、患者が臓器移植１１９に助けを求めてくる。日本の移植状況はそれほど闇が深いのだ。

浜村さん、館山さんの死は氷山の一角でしかない。

第7章 パキスタン・ルート

臓器移植１１９の長友代表の言葉を信じてパキスタンで移植を受けた７人のうち、３人に直接、話を聞くことができた。

日本海側のある地方都市に住む60代の山川《やまかわ》武《たけし》さん（仮名）は２０１９年1月末にパキスタンに１人で向かった。

2月6日、イスラマバードのクリニックで移植手術を受けた。

しかし免疫拒絶反応が起きて、１週間後には移植臓器を摘出しなければならなかった。その翌日には意識不明の重体に陥った。24時間後、意識は回復したが、生命の危機から脱したわけではない。

「手術の後、ほとんど意識がなく、その頃のはっきりとした記憶がありません。覚えていても、ぼんやりとした記憶なんです」

重体のまま北京経由の中国国際航空で帰国することになった。

妻の良枝《よしえ》さん（仮名）が当時の状況を語る。

「パキスタンに迎えに行くには査証が必要になります。それを取っている時間がなく、夫が北京経由で戻ると聞き、北京までは迎えに行くようにチケットを手配しました」

しかし、山川さん本人はイスラマバードの空港で、2度にわたって搭乗拒否に遭ってしまった。

「夫は、とても飛行機に乗せられるような状態ではなかったのです」

タイ国際航空にチケットを切り替えて帰国を試みた。その時にテロ事件が発生し、空港が閉鎖された。山川さんの症状は悪化する一方だ。

空港閉鎖が解かれるという情報が入った。足止めをくっていた外国人が出国しようとチケットを取り合った。エミレーツ航空のチケットをようやく入手することができた。しかし、イスラマバードから1度、西にあるドバイに向かい、そこで乗り換えて成田に戻るというコースだった。

「成田空港に戻ってきた夫を見て、もうダメかもしれないと思いました」

この時の様子を語る良枝さんの声は今でも震える。

「すぐにでも救急病院に搬送してやりたいと思いました。でも、臓器移植119からは、海外で移植を受けた患者は日本の病院では診療拒否に遭う。診察してくれるのは愛媛県宇和島の病院だけと聞かされていたのです」

成田空港からは松山空港までLCCが飛んでいたが、その日のフライトはすでに終わっていた。空港近くのホテルで1泊した。

「夫はジャンパーの下にTシャツを着ていましたが、脇腹には、ナイフで刺されたように絞れるほどの血が浸み込んでいました。着替えさせてやりたかったけれど、とてもシャツを脱がしてやれるような状態ではありませんでした」

翌朝、山川さんが寝たベッドは血だけではなく、流れ出た体液でぬれていた。

「松山空港まで夫の命は持つのだろうかと正直、思いました」

メキシコ1800万円から2100万円、ベトナム1200万円

山川さんが糖尿病を発症したのは移植手術の6年前、糖尿病が急激に悪化して腎不全を併発し、3年前から人工透析治療を受けていた。

山川さん夫婦は2人で理髪店を営んでいた。

「透析を受けた日はぐったりして、夫は理髪店に立つことができなかった」

理髪店の仕事は妻の良枝さんが1人で対応した。

「透析では治らず、根治療法は移植しかないというのはわかっていました。最初は私の腎臓を提供して夫に移植させるつもりでした。でも夫は私の体にメスを入れさせたくなかったのでしょう」

移植医療は臓器提供があって成立する。

山川さんは海外での移植を考えた。インターネットで調べ、2カ所の海外渡航移植斡旋組織のオフィスを訪ねた。

最初の斡旋組織は、メキシコで移植手術を受けるなら、費用は1800万円から2100万円と告げられた。

「そんな大金、集められない」

訪れた2カ所目の斡旋組織が臓器移植119で、ベトナムで移植手術が受けられるという長友の説明だった。費用は1200万円。

山川さん夫婦は長友と2016年7月に、臓器移植に関する「業務委託契約書」を取り交わす。「契約書」には費用は12万ドルと記載されている。

「頭金として日本円で800万円、残りは手術後に毎月10万円ずつ支払うという約束でした」

妻の良枝さんは当時を振り返る。

長友はベトナムの病院の写真を示し、その病院で移植が受けられると説明した。

「日本での移植はドナーとレシピエントの血液型が違っていても、HLAに問題があっても、移植を行う。拒絶反応を薬で抑えてしまうが、海外での移植はレシピエントに合ったドナーを探すことができると、私たちに説明しました」

１９６０年代から１９７０年にかけて、日本国内で実施された腎臓移植では、多くのレシピエントが、移植した腎臓が廃絶したり拒絶反応を起こしたり、あるいは合併症を起こしたりして死亡するケースが相次いだ。

そうした状況を一変させたのが、１９７８年にスイスのサンド社（現ノバルティスファーマ）によって開発されたシクロスポリンという免疫抑制剤だった。１９８０年代に入ると、腎臓移植後の患者の生存率は95％を超え、さらに藤沢薬品（現アステラス製薬）が１９９０年代に入って開発したプログラフという免疫抑制剤によって、移植はより確かな医療として確立された。

血液型が違っても、HLAのタイピングに一定程度の差異があっても、移植が可能になり、高い成功率を維持できるようになった。

二転三転する渡航先、返還されない頭金

「私たちは長友の言葉を疑うことなく信じてしまいました」

山川さんはベッドの上で、やせ細った体で取材に応じてくれた。

長友の言葉を信じたのには理由がある。

「実際にベトナムで腎臓移植を受けた人を紹介してもらい、その人の話を直接聞くことができたのです」

山川さんは長友を信じて800万円を支払った。

しかし、長友の話はそれから二転三転する。

「急にベトナムでは移植ができなくなったと言われ、次から次に渡航先が変わりました」

インド、フィリピン、インドネシア、そしてパラオまで候補に挙がった。その度に今度こそと山川さん夫婦は思ったが、「ドナーが見つからない」とか「国の方針が変わった」などの理由で移植は3年間引き延ばされてきた。当然長友に対する不信感は増幅していく。妻の良枝さんは支払った「頭金」を返還してほしいと求めた。

「それはできないと断られました」

そして2018年12月、長友から突然連絡が入った。

「パキスタンで移植が受けられます」

山川さん夫婦はその条件として6万ドル（約550万円）を要求された。「契約書」に則って10万円ずつ支払おうとした。

「分割だとさらに移植手術は遅れる、と長友から言われました」

仕方なく山川さん夫婦は、親戚や銀行から金を借りて現金6万ドルを用意した。

こうして2019年に山川さんは1人でイスラマバードに渡った。滞在先はゲストハウスと呼ばれる大きな民家で、すでに数人の日本人が移植を待っていた。ゲストハウスは常にカーテンで閉ざされていた。

「しまいには夜なのか、昼なのかわからない状態になっていた」

山川さんはイスラマバードでも1日おきに透析を受けた。

「透析を受けたのはかなり大きな規模の病院で、その費用は同行したスタッフが直接看護師に払っていました」

ゲストハウスでの待機は2週間に及ぶ。

長友はイスラマバードに来ていたが、山川さんが移植を受ける日には帰国していた。2月6日夜、山川さんは「移植をする」と告げられる。ゲストハウスのスタッフに車に乗せられ移動した。

「車で20～30分走ったと思う」

連れて行かれたのはヤミ病院だった。天井から手術用の強いライトに照らされたベッドの上に横になったところまでは記憶がある。気がつくとゲストハウスのベッドの上に寝かされていた。

〈おめでとうございます！　手術は無事成功との事でございます。どうぞご安心ください。後程ビデオを送らせていただきます〉

良枝さんのＬＩＮＥに長友から連絡が入った。

しかし、その５時間後。

〈御主人の尿の出が余り良くないと言う事です。今夜再度状態を確認する為手術するとの事でございます。御心配だと思いますが、状況が入りましたら再度ご連絡させて頂きます〉

しかし、この手術は見送られしばらく様子を見ることになった。

その夜、山川さんは透析を受けている。

手術後２日目、２月７日、長友から連絡が入った。

〈奥様　良い情報です。御主人の尿が徐々に出始めているとの事です〉

その一方で〈御主人の状態ですが、お元気で腎機能は全て良い検査結果なのですが、尿量が少ない状態が続いているようで医師も少し心配しているようです〉とも良枝さんに伝えてきた。

「長友さんは夫の様子を写真や動画で送ってきたので、現地に滞在しているとばかり思っていました」

しかし、長友は日本にいた。山川さんは通訳もなく、１人で移植手術を受けていたのだ。

山川さんの予後は悪化の一途を辿った。日本側では山川さんの帰国フライトを予約していた。12日の予定が15日に変更された。

意識不明の重体患者を1人で無理やり搭乗、帰国させる

14日、予想もしていなかった連絡が入った。

〈今現地から連絡があって御主人の腎臓は残念ながら摘出されたとのことです。理由は拒絶反応の様です〉

〈信じられません。何故、こんな事になるのでしょうか？　拒絶反応を無くす為の海外移植ではないのですか？　手術ミスではないのですか？〉

〈尿量が増えて行かず、最終的に摘出するしかなかった様です。腎移植の場合、どうしても相性が合わない場合があります。今回一旦帰国して、３ヶ月以降再度新しい臓器の移植が出来るそうです〉

良枝さんを安心させようとしたのか、非難を免れようとしたのか、長友は再移植を提案している。15日のフライトが18日に変更された。しかし、山川さんはとても飛行機に搭乗できるような状態ではなかった。

14日の夜。

〈今看護師から連絡が有り、透析中に血圧が上がって透析を停止し、ICUに入ったそうです〉

山川さんは意識不明の重体に陥った。ヤミ病院にICUなどない。救急病院に搬送されたのか、あるいは虚偽の情報を伝えてきたのか、詳細は不明だ。

長友がイスラマバードに入ったのは16日だった。

山川さんの現状が写真や動画で頻繁に送られてくるようになった。

「長友は夫が回復傾向にあるように言ってきましたが、とても信じることはできませんでした。両脇をパキスタン人に支えられながら歩いている動画を送ってよこしましたが、無理やり歩かされているように見えました。電話で話している時に、夫の今の姿を出してくれと頼むと、話とはまったく違ってぐったりしていました。夫に電話がつながり話をすると、泣き出してしまい、助けてくれと訴えてくるような状態でした」

18日、そんな状態にもかかわらず帰国を試みるが、中国国際航空で搭乗拒否に遭う。22日、2回目の搭乗拒否。

「夫が重体なのにイスラマバードから北京経由で、長友は夫1人だけで帰国させようとしていたのです」

搭乗拒否に遭うのも当然だった。

良枝さんは長友とLINEでこんなやりとりをすることになる。
〈私は他の患者様が来られているのでまだ残念ながら直ぐに帰国出来ないのですが、毎日日を置いて元気になられております〉（2月23日）
〈長友さんは元気になってきていると言いますが、全然違うじゃないですか？　なんとか連れて帰って来て下さい〉（2月26日）
〈術前術後ともにC型肝炎ウイルスはありませんでしたが、腎臓の摘出後山川さんの体にはC型肝炎ウイルスが確認されています。もちろんドナーに関しても徹底的に検査されていますが、肝炎ウイルスはございません。ドナーにC型肝炎ウイルスがなかったことから、山川さんの体の中に潜在的なC型肝炎ウイルスがあったのではないかと医師が言っています。現在は白血球や血小板の数が不足していることから、点滴により投与されています。命には別状ないと医師は言っております〉（2月27日）
タイ国際航空に予約を入れたが、テロ事件が発生し、空港は閉鎖された。結局、エミレーツ航空で日本の土を踏んだのは3月5日の夜だった。
良枝さんは言った。
「長友さんが夫に同行してくれましたが、成田空港ではそれでは失礼しますと、すまないことをしたと思っている様子は感じられませんでした」

その夜、長友から連絡があった。

〈明日無事に万波先生のところに入院出来る事を祈っております。万波先生以外は話が分かりませんので、宜しくお願い致します。万波先生はもう何年も前から、徳洲会にも反対派がいるので、周りの目も有り、基本的に突然やってきた医療難民・・・というスタンスで受ける事に話が出来ているのです。徳洲会病院の中にも反対派の医師や看護師がいるので、突然やって来た、・・・・と言う状況で対応する必要がある事をご理解下さい。

万波先生も演技が必要なんです！　周りの人間が先生を落とそうとする輩が多々いるそうです〉

山川さん夫婦は成田空港近くのホテルに宿泊した。

「万波先生と懇意にしている」というのもウソ

宇和島徳洲会病院の万波誠医師は、人道的な立場から海外で移植を受けた患者の治療にもあたっていた。万波医師が運び込まれた山川さんを診察した時の様子を語った。

「もうこれは無理ではないかと誰もが思った。私自身もよく生きて帰ってこられたと思いました。手術した傷口から膿《うみ》が流れ出ている状態でした」

傷口を大きく開いて膿を出した。その一方で山川さんは透析も受けなければならなかった。

さらに感染症にもかかっている。その菌を突きとめなければ、治療ができない。

万波医師は言った。

「日本ではほとんど見られない菌だった」

移植手術は術後の管理が極めて重要なものになる。

「移植した後は、時間をかけてレシピエントの状態を見極めながら治療する必要がある」

しかし、山川さんは手術の1週間後には移植した腎臓を摘出している。その1週間に腎臓を生着させようと大量の免疫抑制剤が投与されたため、免疫力が極端に弱まり、感染症を引き起こしやすくなっていたのだ。

さらに移植を受けたのはヤミ病院だ。術後もゲストハウスと呼ばれる家で過ごしている。衛生状態がいいとは決して言えない。その証拠に山川さんと同時期に移植を受けた他の患者2人も感染症を引き起こしていた。

彼らは皆、術後十分な治療を受けないまま帰国している。

山川さんはなんとか一命を取りとめることができた。

「海外で移植を受ければ、レシピエントに最適なドナーを見つけられるとか、夫にC型肝炎があったとか……。何から何まですべてがウソでした」良枝さんは言う。

宇和島徳洲会病院の検査では、山川さんからC型肝炎のウイルスは検出されていない。

「万波先生とは懇意《こんい》にしているから、病院に飛び込んでいけば大丈夫だ、と長友さんから聞いていましたが、万波先生は長友とまったく面識がないこともわかりました」

山川さん夫婦は2016年に800万円を長友に渡している。2019年さらに6万ドルの現金を持って山川さんはパキスタンに行った。

「パキスタン側の責任者に5万ドルを私が直接渡し、1万ドルを長友に渡しました」

長友の取り分は1万ドルだとパキスタンの斡旋業者に言わんばかりの長友の手口だ。

ベルトコンベアの荷物のように扱われる移植患者

山川さん同様、パキスタンで移植を受けた内山直人《うちやまなおと》さん（仮名）も、移植の5年前に1000万円を長友に支払っている。彼もまた渡航移植先を次々に変えられていた。

内山さんは尿からタンパクが出てしまい、40代の頃から血圧も高くなり始めた。50代半ばから透析を受けるようになった。

「最終的には移植しかないのは早い時期に知っていました」

しかし、家族から提供された腎臓での生体移植は最初から考えてはいなかった。ドキュメンタリー番組で中国が外国人にも移植をしているという報道を見て海外での移植を知った。

インターネットで渡航移植を斡旋する組織を探した。最終的に行きついたのが臓器移植11

9の長友だった。東海地方で暮らす内山さんは上京し、長友から直接移植の説明を聞いた。それだけではなく渡航移植経験者の話が聞きたいと要望を伝えた。

「カンボジアで移植を受けた患者と、電話だったが直接話をすることができた。それで長友に頼もうと決めた」

移植費用は一度に全額を納めた。

「1000万円の内訳は、大まかに4万ドル相当がドナーに、6万ドルが病院などに支払われるという説明だった」

内山さんの負担は、後は現地の滞在費と往復の旅費だけだった。

正式な契約書を取り交わしてから間もなく、内山さんは実際にカンボジアに渡っている。2週間滞在したが、移植手術を受けることはできなかった。

「長友からは中止になったと聞かされただけで、何が理由で中止になったのかは詳しくは聞いていません」

その後、内山さんは山川さんと同じように次から次へと新たな渡航移植先を長友から告げられた。ベトナム、フィリピン、インドなどが候補に挙がった。しかし、どの国も渡航するまでには至らなかった。

それから3年以上も待たされた。

「インドで移植が受けられるという知らせを長友からもらった」

　ニューデリーに飛んだ。しかしこの時も内山さんは移植手術を受けることはできなかった。長友からは前回同様に明確な中止の理由は聞かされなかった。

　インドで2度目に訪れたのはコルカタ（カルカッタ）だ。

「今度は必ず移植が受けられるという話だった」

　しかし、2度目も内山さんは裏切られることになる。

「この時の移植が中止になった理由は、移植医の身内に不幸があり、葬儀のために移植医の都合がどうしてもつかないというものでした」

　3度目のインド。

「今度こそと思って行きましたが、移植医が逮捕されてしまった」

　契約では旅費は内山さんが負担することになっている。

「結局200万円以上を旅費などに使ったと思います」

　そして、2019年2月初め長友から連絡をもらった。

「パキスタンで移植ができる」

　内山さんはすぐに出発の準備を始めた。

　インドに行った時、帰国後は西東京市の武蔵野徳洲会病院の小川由英《おがわよしひで》医師がケアしてくれると、長友から聞かされていた。しかし、出発直前、小川医師が退職し、宇和島徳洲会病院の万波医師が診療してくれると聞かされた。

出発直前、長友は約550万円を内山さんに送り返してきた。

「ドルに換金してパキスタンに持って行ってください」

長友からそう依頼された。

内山さんは日本で最後の透析を受け、2月22日、税関に申告し現金6万ドルを持って、同行する家族もなく1人でパキスタンに向かった。

この頃だ。イスラマバードでは、長友に連れられて、移植に失敗した山川さんが空港でチェックイン手続きをしようとしていた。1人で帰国できるような状態ではないのに、長友は山川さんを中国国際航空に搭乗させようとし、山川さんは搭乗拒否に遭った。

長友のHPには、海腎協と同じような言葉が記載されていた。

〈渡航から帰国まで弊社日本人スタッフが24時間サポートしますので、言葉の問題等も一切ご心配戴く事はございません〉

これには言葉を失う。

長友の斡旋で移植を受けた患者はベルトコンベアに載せられた宅配便の荷物と同じように扱われた。

免疫抑制剤の大量投与で極端に免疫力が落ちて感染症に

内山さんがイスラマバードに着いたのは23日夜。内山さんもまた迎えの車でゲストハウスに連れていかれた。

「ゲストハウスのある地区に入るには厳重に警備されたゲートをくぐらなければならなかった」

翌24日午後。内山さんはゲストハウスを出て車でクリニックに向かった。

「到着して間もなく麻酔をかけられたのか、注射を打たれたのか、そのあたりから記憶がありません」

気がつくと、内山さんは移植手術を受けていた。

HLAのタイピング検査は5年前、カンボジアで移植を試みた時にすませていた。そうしたデータがパキスタン側に事前に送られていたかどうかは不明だ。HLAが適合するドナーの腎臓が移植されたのかどうかもわからない。

内山さんは長くイスラマバードに滞在することなく、3月初旬には羽田空港に降り立った。

「パキスタンに向かう直前に武蔵野徳洲会病院では診察は無理だと知らされていたので、宇和島まで行くしかなかった」

帰国した夜は羽田空港近くのホテルに宿泊した。

手術後、尿が出るようになったが血尿だった。カプセルホテルだったので他の客に血尿を見られた。

「その宿泊客が驚いてホテルのフロントに伝えたようです。それで大騒ぎになり救急車を呼ばれてしまった」

内山さんは救急車に乗せられ、東邦大学医療センター大森病院へ搬送された。しかし、差し迫った生命の危機がないことがわかると「すでに引き受けることが決まっているなら宇和島徳洲会病院で治療を受けるように」と言われた。

内山さんは羽田空港に着いた翌日、宇和島徳洲会病院へ向かった。そのまま入院手続きが取られた。半年以上の長期入院になった。

山川さん、内山さんの2人とほぼ同時期にイスラマバードで移植を受けた患者が他にもいる。その患者も長友から宇和島徳洲会病院へ行くように指示されていた。しかし、宇和島徳洲会病院は長友とはいっさい接触していない。それでも患者の治療にあたったのは、感染症が重篤だったからだ。

移植後は患者の容体を慎重に観察し、適切な免疫抑制剤を投与しなければならない。移植臓器に対してレシピエントの体内では例外なく免疫拒絶反応が起きる。移植された臓器を〝異物〟として免疫システムが攻撃を始めるのだ。

拒絶反応には急性拒絶反応と慢性拒絶反応がある。

急性拒絶反応には、分単位で起きる激烈な超急性拒絶反応と、日、週単位で進行する急性拒絶反応、3カ月以降に起きる遅延型急性拒絶反応と三つのタイプがある。慢性拒絶反応は年単位で徐々に進行する拒絶反応だ。

免疫抑制剤を投与すれば、拒絶反応を抑えることができる。しかし、それは同時に免疫力の低下に直結する。病原菌、ウイルスなどの感染症を引き起こしやすくなり、合併症につながりかねないのだ。

つまり医師にとっても、レシピエントにとっても気を緩めることが許されない期間がしばらく続く。まして手術後、数週間は決して油断できない。

パキスタンで移植を受けた患者が感染症を引き起こした一つの原因として、免疫抑制剤の大量投与が疑われる。

免疫力は極端に落ちるが、移植した腎臓の拒絶反応は抑え込むことができる。手術後、一日も早く日本に帰国させたいという思惑が見え隠れする。ベルトコンベアに載せられた宅配便の荷物と同じようだと書いたのはそのためだ。

手術を受けた1人はこう語っている。

「パキスタンに着いたのも夜、クリニックに行った時も、ゲストハウスに戻ったのも夜、帰りのフライトも夜で、昼間のパキスタンの光景を一度も見ていません」

直接話を聞けた3人に共通しているのは、クリニックに入ったと同時に麻酔を打たれたのか、いつ手術が行われ、どんな手術室だったのかほとんど記憶していないことだ。彼らは自分が宿泊したゲストハウスも、ヤミ病院も、イスラマバードのどこにあるのかすら知らない。

内山さんは、なぜ5年も待たされたのかを長友に聞いている。

「まだ10人が移植を希望している」長友は答えた。

移植費用だけを支払わされ、架空の移植計画を信じ順番待ちをしている患者がまだ多数いるということだ。日本での移植事情が改善されない限り、長友は今後も斡旋を続けるだろう。

ヤミ病院での移植で、健康を取り戻した患者もいる

パキスタンで移植を受けた四国在住のもう1人の女性患者・田島節子《たじませつこ》さん（仮名）は、夫からの腎臓を移植する予定でいた。しかし、マッチングに問題があり、移植不適応とされた。日本臓器移植ネットワークに登録したが、待機期間の長さを知り、渡航移植を決意した。

「私たちは渡航移植の斡旋組織がいくつもあるとは知らずに、最初から臓器移植119に依頼しました」

移植を受けたが、大きな感染症にかからず、以前の健康を取り戻した田島さんが語る。

「長友さんから、パラオで最初に移植を受けるのは、あなただと言われたのですが、私は『最初は絶対に嫌です』と拒絶しました」

次に提案されたのがパキスタンだった。イスラマバードに着くと、複数の日本人がカーテンを閉め切ったゲストハウスで待機していた。

「夜、イスラマバードに着いて、1日おいて次の日はもう手術を受けていました」

田島さんは20代から40代の健康なドナーから摘出された相性のいい腎臓を移植する、と日本では聞かされていた。

移植をするクリニックに、夫が同行することは許されなかった。

「迎えに来た車に乗せられて20〜30分ほど走りました。場所もイスラマバードのどのあたりなのかわかりません」

ヤミ病院には、医師2人と、看護師が4、5人いた。

「隣にドナーらしき人がいたような記憶があります」

すぐに麻酔をかけられて、そこから先の記憶はない。

24時間後、ゲストハウスで意識を回復した。

帰国し、同時期にパキスタンで移植を受けた3人の患者は、宇和島徳洲会病院で顔を合わせることになる。

「ゲストハウスで言葉を交わしていなくても、顔を合わせていたから、パキスタンで一緒だったというのはすぐにわかります」

3人の話から、3人とも同じヤミ病院で、同じような状況で移植を受けていたことがわかった。

臓器移植119は都内港区の共同オフィスに事務所を置いている。そこに海外での移植を望む患者が集まってくる。しかし、長友一人では、ドナーを集めてくるのは困難だ。

長友には、ドナーを供給する国際的な闇の組織がついていた。

第8章　国際組織

イスタンブール宣言に反する日本の渡航移植に、世界から厳しい視線が注がれている。しかし、現実にはインターネット上に渡航移植を斡旋する組織が堂々とHPを立ち上げ、渡航移植患者をつのっていた。

渡航移植斡旋組織は、当然のことだが外国人の移植を引き受ける国際的な臓器移植斡旋組織、外国人の移植を引き受ける病院、医師と密接な関係を築いている。そうでなければ渡航移植は成立しない。

臓器移植119の長友が、パキスタンに7人もの患者を送ったのは、日本人患者に臓器を提供する国際的な組織があるからだ。そのHP上では、パキスタンのラワルピンディ、ロシアのニジニ・ノヴゴロドの2カ所にオフィスがあるようになっているが、正確なアドレスは記載されていない。さらに奇妙なのはHPの主宰者の名前も書かれていないことだ。

その国際的組織は日本語でその内容を紹介していた（現在、日本語版は閉鎖）。HPの冒頭には以下の言葉が赤い文字で記載されている。

〈腎臓を販売したい場合は、私たちの電子メールで私たちに連絡してください〉

その後にメールアドレスが記載され、ドメインはロシアを示す「.ru」になっている。

〈もしあなた、またはあなたの親しい人は腎臓移植が必要ですが、提供候補者がいなくて困っている場合は、是非うちのサイトをご覧ください。そうすれば命を救うことになるかもしれません。当サイトではどうすれば適合するドナーが見つけられるのか、どこで腎臓移植手術が受けられるのか調べられます〉

違和感のある日本語での説明が続く。おそらく自動翻訳機で日本語に直した文章をそのまま掲載しているのだろう。しかし、臓器を購入し、希望する患者に移植斡旋をする臓器売買組織であることは明白だ。このHPはロシア語、英語、スペイン語、韓国語、合計25カ国語の言葉で読むことができる。

患者の家族になりすましてメールしてみた

2019年3月末、私は患者の家族になりすまして、ロシアドメインのアドレスに移植が可能かどうか打診するメールを送ってみた。

最初に送ったメールの内容は以下の女性が腎臓移植を希望しているといったものだ。

〈移植希望者：女性、年齢は50歳、血液型A。輸血の経験はなし。出産歴なし。B型肝炎、C型肝炎の既往歴なし。がんの既往歴なし。その他大きな疾病の既往歴なし。糖尿病から透析治療を受けるようになって4年。現在、糖尿病は十分にコントロールされている。HLAのタイピングはすでにすませて、すぐにでも送付できる状態にある〉

返信は驚くほど早く届いた。

それにはパキスタンでの移植費用は5万7000ドルで、この「基本料金」の中には、生体腎の費用も含まれていると明記され、イスラマバードの空港から病院までの送迎、検査、診察、手術、入院費用、免疫抑制剤10日分など13項目にわたってその内訳が記されていた。

次のメールで日本からパキスタンに渡り、実際に移植を受けた患者がいるのかを私は尋ねた。すでに7人の患者が移植を受けていると返信があった。

2カ月前にパキスタンの病院で移植を受けた日本人患者の映像までが送られてきた。その映像には、手術後3日目、尿袋を手で持ち部屋を1周する患者の姿が映されていた。患者は東洋人のようだが、日本人であるかどうかまでは確認のしようがない。

渡航移植を希望する患者はこうした映像を見せられて、パキスタンで移植を受ける決心をするのかもしれない。

私は移植を希望する女性患者が、パキスタンで移植手術を受けたレシピエントと直接話をしたがっているとメールを送信してみた。返信メールには日本側の窓口となっている渡航移植斡旋組織のHPとその代表者名が記されていた。それは臓器移植119の長友だった。

臓器移植119のHPには、「最も料金が安く移植手術」が可能で、腎臓の移植費用は、「15万ドル」となっていた。

海外で移植を受ける場合、「日本国内の専門病院で移植の為の検査を受けて頂きます。徹底した検査を行い、手術に於ける禁忌事項や、リスクが無いか診断」と記載され、渡航に先立ち事前に検査を行う病院の存在を示唆している。

移植される腎臓は「20から30歳の健康」なドナーから摘出されたもので、「40人に1人なれるか（ママ）否かの厳しい基準をパスした」者だけだと記載されていた。

私は患者の家族のふりをして長友に質問を二つ送ってみた。

1点目は、ロシアドメインのアドレスから送信されてきたメールに書かれていた移植費用と、日本側の臓器移植119が提示する費用とが大幅に異なっている点についてだった。臓器移植119の金額は、国際斡旋組織が提示してきた金額よりも10万ドル近くも高い。私は「その理由を教えてほしい」と頼んでみた。2点目は「パキスタンで移植を受けた日本人レシピエントから直接話を聞きたいが可能か」だった。

結論を先に述べれば、長友に2度ほどメールを送ったが返信はなかった。

返信がなかった事実をパキスタンの国際斡旋組織に英語で伝えると、すぐに連絡があった。

〈正直に言って、日本人患者がいくら支払ったかは知らない。日本側の斡旋組織代表は数回にわたって患者とともにパキスタンに来た。私たちは患者との直接的な接触を持っていなかった。たぶん長友は15万ドルを患者から受け取った。私たちはそれに関与していない〉

その上で国際斡旋組織は直接交渉を私に持ちかけてきた。そして新たにトルコでなら8万5000ドルで移植が可能とも伝えてきた。

メールの最後には〈臓器売買は世界中で禁止されていると理解してほしい。私はあなたに機密情報を与える。どうぞ、それを誰にも広めないでください〉とあった。

機密情報とは、臓器売買による違法な移植をどうしたら受けられるのか、ということだろう。パキスタン、トルコでは外国人に対する移植は不法ではないのか、ドナーとレシピエントとの間で「謝礼」をめぐるトラブルは起こらないのか、私は確認を求めた。

〈実際、あなたはドナーから腎臓を買うことになる。もちろんそれは法律で禁止されている。しかし、私たちはすべての問題を取り除く。ドナーとの間でトラブルが発生しないことを、私たちは保証する〉

臓器移植119のHPには「世界で最も安全で、唯一その国の法律に則り」とも記載されているが、パキスタン・ルートは、明らかに違法であることを国際組織自らが認めているのだ。

5500万円支払って失敗

パキスタンあるいはロシアに拠点を置く国際的なこの臓器移植斡旋組織と臓器移植119とが組んで、パキスタンの病院で移植手術を行った。私は7人のうち3人に直接話を聞いた。国際組織から送られてきた、日本人患者が尿袋を手にして部屋を1周する動画を3人に見てもらったが、「この男性をゲストハウスで見た」「沖縄の方だ」という証言が得られた。臓器移植119の長友は、開腹だけに終わった浜村さんの手術を最後に〈この仕事を続ける事を諦めました〉と、2019年8月に私に伝えてきたが、やはりその裏で渡航移植を継続していた。

そして2021年10月、再びパキスタンで犠牲者を出した。関西地区在住で70代の患者、田《た》川良純《がわよしずみ》さん（仮名）は総額約5500万円もの大金を長友に支払ったが、移植は失敗、帰国後死亡した。

田川さんの甥《おい》・光秀《みつひで》さん（仮名）が移植までの経緯を語ってくれた。

「叔父は独身で、海外旅行が趣味でしたが、数年前に糖尿病からの腎不全で、透析治療を受けるようになり、旅行もできなくなってしまった。自分で渡航移植を斡旋する組織をスマホで探したようです。渡航先にはベトナムやカンボジアなどの国名が叔父の口から挙がっていました」

親戚たちは渡航移植に猛反対した。それでも田川さんは移植を依頼したが、長友からは何の音沙汰《おとさた》もなかった。ところが突然2021年7月12日に電話が入り、15日にはメールが送信されてきた。田川さんのスマホにはそれらの記録が残されていた。いざとなったら海外でと、渡航移植を希望する患者で斡旋組織の連絡先をメモしておく者は少なくない。

長友のHPは相変わらずメンテナンス中になっていたが、水面下では活動を止めてはいなかったのだ。

〈早期に良いドナーをお願いする為、以前にお聞きしていたと思いますが、再度血液型を教えて下さい。またHLA検査はされていなかったですね〉

この瞬間から、田川さんはパキスタンでの移植に引き寄せられていく。

9月27日、長友は三菱UFJ銀行品川駅前支店の、自分が経営する会社名義の口座に、まず1400万円を振り込むよう伝えた。

〈残金ですが9万ドル×111円＝999万円と飛行チケット1人69万8930円×2＝139万7860円と合わせて1138万7860円となります〉

チケットは本人と田川さんに付き添うスタッフの分だ。この金を田川さんは10月5日に振り込んでいる。
叔父と連絡が取れなくなり心配していると、甥の光秀さんが長友に連絡を入れたことから、2人の間でLINEが開通する。

すぐに見つかるはずのないドナーが、「見つかりました」の怪

2021／10／7（木）
19：10　甥　田川の甥にあたります。宜しくお願いします。
19：10　長友　随時ご連絡為（ママ）せて頂きますので宜しくお願い致します。
19：11　甥　私共も心配で仕方ない状態で送り出す形になりましたので、連絡は助かります。
19：16　長友　色々ご心配の事と思いますがしっかりサポート致しますのでご安心して下さい。

2021／10／11（月）
22：36　長友　現在田川様とともにドバイに無事到着しております。今夜遅くイスラマバードに向かう予定です。またご連絡させていただきますのでご安心ください。

2021／10／12（火）
6：37　長友　今無事パキスタンに到着し、現地のエージェントと合流致しましたのでご安心ください。本日午後より検査を開始する予定です。
20：49　甥　迅速に進めて頂けるんですね。少し安心しました。
22：28　長友　順調に進んでおります。本日の検査結果は手術に問題無いという結果でした。ご安心くださいませ。

2021／10／13（水）
12：58　長友　今日は朝から透析を始めております。本日HLA（白血球の型）の検査結果が出て来ますので第一回目のドナーとのマッチング結果が夜には分かると思います。また新しい情報が有りましたらお知らせ申し上げます。
19：05　甥　叔父から電話がきました。本人も普段通りな様子なので、良かったです。早く手術も決まりそうだと、本人からも聞いて、私達も喜んでいますが、ただ、成功するか気掛かりでいます。
20：07　長友　今日も透析が終わりゆっくりされております。ドナーが決まりましたら改めてご連絡為（ママ）せて頂きますので宜しくお願い致します。

21：17　長友　本日ＨＬＡ（白血球の型）の結果が出て何人かのドナーとマッチングの結果とても良いドナーが見つかりました。本日執刀医の予定がつけば明日の早朝手術となることになります。

光秀さんと長友とのやりとりに疑問が浮かぶ。長友が斡旋する移植手術は民家を改造したヤミ病院で行われるのだ。ＨＬＡ検査が可能な設備があるとは到底思えない。さらに検査終了後、すぐに田川さんとマッチングするドナーが見つかっている。数多くのドナーを待機させておかなければ、こんな奇跡的なことは起こりえないだろう。長友が送信したＬＩＮＥの内容は信憑性に強い疑いが残る。

２０２１／10／14（木）

12：09　長友　まもなく田川さんの手術が始まります。また術後の状態をご連絡させていただきます。

13：25　長友　手術は大成功に終りました。どうぞご安心ください。おそらく夕方か晩には田川さんから連絡が入ると思います。ご家族の方もいろいろご心配だったと思いますがまずは手術が成功したことをご報告申し上げます。おめでとうございました。

1時間16分で終わるはずのない手術

12時9分から13時25分。手術開始から終了まで1時間16分。

私はこれまでに腎臓移植手術の現場を手術室で3度、取材した。まずドナーから腎臓を摘出し、それをレシピエントに移植する――この一連の作業が腎移植だ。

生体腎移植の場合、ドナーとレシピエントの手術はほとんど同時に行われる。レシピエントに臓器が移植が可能な状態になるまで、ドナーの腎臓には最後の最後まで血流が保たれる。そのほうが生着率、レシピエントの生存率が高くなるからだ。

ベテランの移植医でも手術現場は緊張の連続で、移植はどんなに短くても3時間、通常5、6時間はかかる。1時間程度の短い時間で移植手術などできるものではない。長友が家族を安心させるために送信したウソとしか思えない。

2021/10/15（金）

12：09　長友　とても元気でおられますのでご安心ください。術後の経過が順調で私たちも安心しているところでございます。

2021/10/16(土)
19:19 長友 田川さんとても順調に回復しておられますのでご安心ください。ビデオ送らせていただきます。

2021/10/17(日)
12:45 長友 もうほとんど元気なのであまり心配されないでくださいね。

2021/10/18(月)
23:24 甥 有難うございます。動画を送っていただいて、実際の状況が分かるため、叔父さんの状態を母や叔母さんに伝えることができています。
23:26 長友 田川さんは大変調子が良く間もなく退院してゲストハウスに戻る予定です。ゲストハウスでも2人の看護師が24時間体制でサポートしますのでご心配しないでください。

2021/10/20（水）
17：12　長友　田川さんは今帰国に向けてリハビリを頑張っています。日本でも3日間の検疫隔離がある為充分に回復する必要がございます。

2021/10/21（木）
17：21　長友　今日はとても良いニュースです。田川さんの身体が早期に回復基調に有ります。本当に良かったです。このまま血圧をコントロールしてリハビリを促進して帰国まで頑張って行きたいと思います。

2021/10/24（日）
19：17　長友　私、長友は本日日本の成田に帰国いたしました。田川さんは順調に回復しております。腎臓の機能は一般人と変わらない状態まで来ています。後は血圧のコントロールと、歩行練習です。こちらの検疫でも相当移動させられますので体力が重要です。毎日マッサージやリハビリを続けていますので残りの数日がんばりたいと思います。
成田到着後は検疫関係の検査等とても大変です。また検査終了後2週間は公共交通機関を使えないので、帰国した日から2週間ホテルに滞在する必要があります。あるいは成田からハイヤーで宇和島に向かうかですが、非常に高額な費用が掛かります。どなたか田川さんのお迎えをできる方はおりませんでしょうか？　宜しくお願い致します。帰国の予定は11月1日夕方17時35分を予定しております。

２０２１／10／25（月）
12：24　甥
東京から宇和島まで移動するとなると勤めもあるので、私だけでは困難な話になります。初めから、こう言うお話であれば、先に検討も出来たのですが、お時間を頂いて従兄弟と相談の上、返答させて貰う事は可能ですか？

宇和島とは万波誠医師のいる宇和島徳洲会病院だ。成田空港から宇和島まで約１０００キロの距離がある。福祉タクシーで田川さんを搬送することに決まった。田川さんが暮らしていたのは関西地区で、そこでは術後のケアにあたってくれる病院は見つからない。海外での移植は「犯罪」の疑いがあると多くの移植医は考えて、かかわりを避け診療を敬遠する。

2021/10/29（金）
21：56　長友　田川さんが明日帰国の為のPCR検査を受けたのですが、未だ歩く事がおぼつかない状況です。明日の状況を見て1日2日延期する可能性があります。再度ご連絡為（ママ）せて戴ければと思います。

2021/10/31（日）
12：32　長友　本日飛行機には搭乗することができませんでした。PCR検査の1部に不備が出てとのことです。次の便が予約で埋まっていて今キャンセル待ちの申請をしているところです。早くても3日のフライトとなります。確定しましたら再度連絡させていただきます。

2021/11/2（火）
12：02　長友　現在の状況を報告させていただきます。田川さんは順調に回復されております。現在コロナの影響で飛行機便に空席がなく苦慮しておりましたが、4日の飛行機を予約することができております。遅くとも明日の夜中に出発予定です。またエミレーツのキャンセル待ちをかけておりまして、ひょっとすると今夜飛行機が取れるかも分かりません。もし飛行機が確定しましたら再度ご連絡させていただきます。なお田川さんですが手足を動かすためのリハビリが必要なのですが、本人あまりリハビリをしてくれません。正直現地のスタッフがお手上げ状態です。

12：54　甥

叔父のリハビリについては、強制的に姉達がしなさい！　と言っていることをお伝え下さい。また、病院から診断書を貰うことは可能ですか？

12：57　長友

有難う御座います。何とか遅くとも明日の便に乗せたいと思っております。現在コロナの関係で便数も少なく、また各国の検疫体制が異なるためいろいろ皆様にご迷惑をかけしておりところです(ママ)。田川さんも慣れない外国暮らしでお辛いと思いますが、あと一息なのでがんばっていただきたいと思います。

13：20　長友

はい病院から診断書をお付けいたします。

2021／11／4（木）

6：03　長友

予定通り日本時間で早朝5：50am現地出発となりました。

12：38　甥

此方も明日出発する段取りが出来ています。後確認なのですが、今回の件を徳洲会病院の万波様には、ご依頼出来ている状況なのでしょうか？

12：43　長友　いいえ、していません。最初に田川さんときちんとお話をしているのですが、現在日本では海外での移植を基本受け付けていない状況です。その為事前に話をしてしまうと断られてしまう為術後直接病院に行って入院するしか無いという事なのです。それは田川さんも納得の上の渡航手術です。

2021／11／5（金）

6：54　甥　認識不足があったようです。此方も何かと心配していた中で行われた手術であり、実際徳洲会病院へ行って受け入れて貰えるかが心配で仕方ありません。良い方法事例などがあれば、お教えください。

9：04　長友　本日無事に田川さんはアブダビ空港を日本に向けて出発されました。本日15：40成田に到着予定でございます。今後につきましてお打ち合わせ為（ママ）せて頂きたいと思いますのでご一報頂けますようお願い申し上げます。

9：28　長友　今飛行機は14分遅れで15：54分到着予定となります。宜しくお願い致します。

10：15　甥　早い時間帯になる場合、此方も宇和島に出発する判断が早くでき助かります。

相次ぐ渡航移植患者を警戒する宇和島徳洲会病院

イスラマバードから成田空港までは臓器移植斡旋組織のスタッフが同行し、11月5日夕方、日本に到着した田川さんは福祉タクシーで宇和島まで搬送されてきた。午後8時2分に東京の渋谷を通過し、翌朝8時49分に宇和島徳洲会病院に到着した。費用は40万円と消費税だ。田川さんを搬送した福祉タクシーが長友からの依頼だったことを明かす。

「ドバイで脳梗塞になり、向こうで治療を受けてリハビリ中とのことでした。移植のことはいっさい聞いておりません。(海外での)臓器移植だとしたらお受けしておりません」

宇和島徳洲会病院の受付ですぐに診察手続きを進めた。

車椅子で病院に入って来た田川さんに宇和島徳洲会病院の受付は詳細に症状を尋ねている。長友は宇和島徳洲会病院の万波誠医師を訪ねるように田川さんに指示を出している。長友は万波医師との面識はまったくないのに、「万波医師とは懇意にしている」と患者に吹聴し、移植後の不安を抱かせないようにして、移植費用を支払わせていた。

万波医師はそれまでに1800件の腎臓移植手術を行い、手術件数で彼の右に出るものはいない。徳洲会は「生命を安心して預けられる病院 健康と生活を守る病院」という理念を掲げ、年中無休、24時間オープンの診療体制を敷いている。この理念を悪用して、長友は患者を宇和島徳洲会病院に入院させようと画策した。

しかし、長友が仲介してパキスタンで移植を受けた患者が3人も感染症を引き起こし、帰国と同時に宇和島徳洲会病院に助けを求めてきていた。そうした経緯があるので、病院側は渡航移植患者の対応には日頃から警戒し、また、その日は、いっそう注意も払っていた。なぜなら診察日でもないのに朝早くからKTSAの藤木が病院の待合室で外の様子をずっとうかがっていたからだ。

藤木は、田川さんの入院を確認するためか、あるいは入院を拒まれた時、その受け入れ交渉を長友から依頼され、宇和島まで来ていたのだろう。

受付での問診に田川さんは、長友の指示に従ってパキスタンで移植を受けた事実は伏せて膀胱炎だと伝えた。

甥が病院に到着した時の様子を語った。

「膀胱炎という私の説明を聞いて、叔父から宇和島に来てくれと呼び出された私の母が、『海外で移植を受けてきたかもしれない』と伝えました」

「海外で移植を受けた患者は受け入れていません」

受付から通告された。

甥たちは受け入れを病院側に懇願した。その様子を長友にLINEで伝えている。結局、田川さんの家族はすべてを病院側に報告することになる。

「私が前に出るとまた大きな問題になる」と言う長友

2021／11／6（土）

9：20 甥 （註＝問診票に）渡航先を記入しても、大丈夫ですか？

9：20 長友 はい、大丈夫でございます。

9：21 甥 渡航先は、どこでしたか？

9：21 長友 病院から医療情報も頂いておりますので先生にお渡し下さい。

9：21 長友 パキスタンです。

9：22 甥 分かりました。

9：23 長友 宜しくお願い致します。田川さんの状況は如何ですか？

9：27 甥 声に力は無いものの、普通で元気には居ます。有難うございます。受付でも、万波先生をお願いします。と、伝えました。

9：36 甥 やはり、受付で腎臓移植について疑われましたが、（註＝最初は）手術していないことで伝えました。

9：36 長友 ご苦労様でございました。何とか万波先生に受け入れして頂けるよう宜しくお願い致します。

9：56　甥　万波先生は、診れないと看護師さんに言われています。
9：57　長友　何故でしょうか？
9：58　甥　海外で移植した場合、今は、受け入れていない。無理に先生にお願いします。入院もさせてくださいとお願いを伝えました。
9：58　長友　何とか先生に面会されてください。頑張ってお願い致します。そうじゃないと死んでしまいますと。
9：59　甥　看護師さんにバルンと脳梗塞は泌尿器科ではないです。どういう事ですか？と問いただされました。
10：00　長友　腎臓の事を話す必要がありますね！
10：00　甥　死んでしまいます。ここしかない事は、必死にお願いしましたが、今まだ話しに行って戻ってきてない状況です。
10：01　甥　海外で移植してきましたと、伝えました。
10：01　長友　周りが拒否しているんだと思います。万波先生まで何とかたどり着く必要があります。
10：05　甥　万波先生も、今は受け入れてないと伝えられました。どうにかなるものでしょうか？　必死に頼むことしか、私にはできません。

10：06　長友　移植した患者はどうしても専門医に診ていただく必要があります。免疫抑制剤の調整ができないと生きていけないのです。万波先生が最後の砦です。なんとしてもねじ込んでください。

10：08　甥　心配で仕方ないです。門前払いだけは嫌です。

10：09　長友　法律では目の前にいる患者を医師は断ることができないのです。それは海外で移植してきた患者も同じです。

10：10　長友　医師法第19条は「診療に従事する医師は、診察治療の求めがあった場合には、正当な事由がなければ、これを拒んではならない。」と定めている。これは海外移植でも同じです。仮に医師会やイスタンブール宣言があっても医師法が強いのです。医師は目の前の求める患者がいた場合拒絶は出来ません。最悪の（ママ）この事を伝えてください。

10：13　甥　此処で、診て貰えないと死んでしまいます。お願いします。と伝えていますが、どうなるものでしょう。

10：16　長友　何が何でも受け入れて頂くしかありません。

10：17　甥　海外移植をされた場合、今は受け入れしていないと言う事は、病院側も拒否できる権利があったりしますか？

10:17　長友　病院側は受け入れたく無いと思いますが、人権上は断れないのです。

10:21　甥　私達一般人では、なかなかそこまでの知識がなく、頼むことしか出来ないです。上手くいけば良いのですが。

10:22　長友　万波先生は目の前の患者を見捨てることができる医師ではありません。万波先生のポリシーは絶対に患者を見捨てないところです。何とか万波先生までたどり着いてください。

10:23　甥　頑張りたいですが、今は通路で待たされてる状況で、先生に合（ママ）わせて貰わないといけませんね。

10:24　長友　今徳洲会病院の中でどうするか対応を検討してると思います。何が何でも拒絶派と、患者優先と考える万波先生派だと思います。

10:25　長友　これまで多くの患者を万波先生が救ってくれています。今万波先生の立場は非常に厳しいようですが、何とか頑張ってください。万が一病院側が拒絶した場合、何が何でも病院から出ないと言ってください。そうじゃないと田川さんは生きていけないと伝えて下さい。大変だと思いますが、もし拒絶された場合他の病院を探すのは非常に困難です。

10:31　長友　本当に無理なお願いと分かっておりますが、私が前に出るとまた大きな問題になると思いますのでよろしくお願いいたします。

10：32　長友　それから免疫抑制剤も20日分用意してありますが。病院側にはあと2日で切れると伝えてください。

10：32　甥　長友さんの事は、話していません。そこは、安心してください。個人的に行って移植してきたと、伝えています。

10：33　長友　免疫抑制剤がなくなると患者は生きていけないことを病院はよく知っています。必ず免疫抑制剤を処方してくれます。

10：56　甥　今、呼ばれて万波先生の診察が始まりました。

長友が得た途轍もない金額

渡航移植患者を受け入れるかどうかの最終判断は病院長が決定することになっていた。しかし、院長は不在で連絡が取れなかった。時間だけが経過していく。

長友は自分の責任を放棄し、患者を病院に押し付けたも同然だ。院長とは最後まで連絡が取れず、最終的な決断は万波医師に委ねられた。

「こんな状態でよく成田から宇和島まで命がもったもんだ」

万波医師は田川さんを見て驚きの声をもらしている。

移植された臓器の拒絶反応を抑えるために大量の免疫抑制剤が投与され、そのせいで重篤な感染症を引き起こしていた。処方されていた免疫抑制剤も1970年代に使われていたアザチオプリンだった。

万波医師が、その場にいる藤木に確認した。

「お前が関係しているのか」

藤木は苦し紛れに「(註=田川さんを診察していた)医師から頼まれた」とウソをついている。

2021/11/6(土)

11:48　甥　問診、検血、CT検査までしました。心配しましたが、診察を進めてくれており安心できそうです。

13:12　長友　田川さんの早期の回復を心からお祈り申し上げます。

2021/11/8(月)

11:42　長友　田川光秀様　お世話様で御座います。田川良純さんの具合は如何ですか？　日本に帰られて少し落ち着かれたでしょうか？　もしまた状況分かりましたら教えて頂けると嬉しいです。宜しくお願い致します。

18：35　甥　リハビリと糖尿病食を行うこととなりましたが、本日、看護師さんと話した中では、簡単な話の受け答えができる程度ですと言われました。

2021／11／9（火）
7：52　甥　面会謝絶で会うことは出来ませんが、経過で変わりがあれば、ご連絡させていただきます。

2021／11／16（火）
12：06　長友　1週間経ちましたが、田川様の状況いかがでございましょうか？
18：45　甥　叔父は、現在も宇和島徳洲会病院でリハビリ入院中で腎臓に関しては、良好とのことです。ただ、脳梗塞の後遺症につきましては、一人で歩行することもままならない状況です。本人は、直ぐにでも退院し、家に戻りたい意思が有るようですが、此方としては難しい状態で、本人にリハビリを頑張るように促すことしか出来ない状況です。

入院加療によって田川さんは少しなら会話ができるような状態にまで回復した。より効果的で適切な治療をするために宇和島徳洲会病院の移植コーディネーターによって、田川さんが移植手術を受けるまでの経緯が聞き取り調査された。

臓器売買による移植は明らかだった。

「田川さんは、費用について最初に指2本、次に指5本を示し、それを2回繰り返し、最後に5本。つまり5500万円支払ったと言っていました」

万波誠医師の移植をサポートしてきた移植コーディネーターは言った。

田川さんは関西地区に土地、不動産を多く所有していた。

最初2回の振込約2500万円は「海外移植及びサポート」に対する費用で、イスラマバードで支払ったのは3000万円。現地での医療費、ドナーへの報酬などを支払ったとしても、途轍もない金額が長友の懐に入ったことになる。

長友がこれまでに扱った渡航移植にも5000万円以上の金を患者に出させていたケースがある。長友は移植患者から金を取るためには手段を選ばない。しかも海外での金銭の授受はブラックボックスで立証が難しく、日本の警察も手が出せないというのが現実だ。

2021／12／3（金）

15：25　甥　急なご連絡ですが、叔父が昨日2日（木）の夜に永眠しました。

15：29 甥　感染症と腸虚血《ちょうきょけつ》が主な原因かと思われます。
16：10 長友　えっ、田川さんがお亡くなりになられたのですか？
信じたく無い知らせです。折角これから海外旅行などを楽しみにされていたのに！
感染症はどの様なものなのでしょうか？
私達も受け入れたくありませんが、今はご冥福《めいふく》をお祈りするしか有りません。
心からお悔やみ申し上げます。
18：08 甥　入院時の血液検査から菌血症《きんけつしょう》が発見されていて、抗生物質をつかっていたのですが、菌血症が変化してしまい（詳しい事は今持ってないので分からないですが）効く薬が一つしかない状態で薬の投与をしていたとの事でした。
18：10 甥　また、最近だと血圧もほぼ測れないくらい低くなってた様で血圧を上げる薬を限度近くまで上げて投与していたようです。
18：29 長友　そうだったのですか？　私は田川さんはもう直ぐ退院されるのだとばかり思っておりました。血圧も以前は高くて心配しておりましたが、今度は低くなっていたんですね。田川さんは今田川さんのお宅に帰って来られているのですか？

本当に残念ですが、心からご冥福をお祈りいたします。

医師らの懸命な治療にもかかわらず、田川さんは帰国後1カ月も生きられずに12月2日に他界した。71歳だった。田川さんから聞き取りをした移植コーディネーターが明かす。

「気になることを田川さんは証言していました。行く時に、自分の他にも2人の患者がいて、1人は肝臓移植を希望する患者だったと」

私は長友に取材に応じるように求めたが、連絡はなかった。

第9章 渡航移植は犯罪か

ウズベキスタンの首都タシケントでは、難病患者支援の会が送った50代の牧口美代子さん、50代の根本勝さん、60代の中村徹さんの3人が移植手術を待っていた。

タシケントの移植病院では生体腎移植が行われ、ドナーとレシピエントとの間で金銭の受け渡しがないか、病院の倫理委員会が審査する。ドナーを手配し、倫理委員会の審査が通るよう様々な手段を講じるのがハカンの役目だ。

当然水面下では金が動く。倫理委員会メンバー、ドナーにも金が渡る。つまり病院と病院側が採用した仲介斡旋組織とが組んで臓器売買が行われる。そこに難病患者支援の会の患者を割り込ませるのだ。しかし、いつまで経っても進展は見られなかった。

数十人の外国人患者が待機するウズベキスタン・ルート

中村さんは半年滞在して移植チャンスを待っていた。中村さんは15年前に中国で1回目の腎臓移植手術を受けている。移植した腎臓は11年間機能したが、その後、廃絶して、透析治療を受けるようになった。

2回目の移植を受けたいと相談をしに難病患者支援の会を訪れた。すでに中国での移植は困難な状況で、2021年6月にウズベキスタンに向かった。

しかし、タシケントに到着して、腎移植の適応検査を受けると、不整脈、心不全が見られ、腎臓移植は不適応（不可）という診断が出てしまった。

菊池は移植をあきらめて帰国するように勧めたが、中村さんは腎移植を希望した。移植を経験した患者の中には、透析に戻ることに対して強い拒否感を示す者が少なくない。

中村さんもそうだった。

「移植を受けるまで帰国しない」

移植を担当する外科、循環器系の医師らによってペースメーカーの埋め込み手術が行われた。術後、リハビリと食事制限をしながら経過観察をすることになった。

タシケントのホテルに滞在中、コロナにかかり、3回も救急車で搬送されている。回復に努めたようだが、病院側の移植不適応という判断が覆ることはなかった。

依然としてタシケントの病院には数十人の外国人患者が待機していて、日本人患者に移植の順番が回ってくる気配はなかった。

そこへ、ハカンが「キルギスの新設病院で移植が可能」という情報をもたらす。3人はキルギスに移動することになった。中村さんもキルギスに移動し医師の判断を改めて仰いだが「手術中に亡くなる可能性は70％」で「手術は不適応」という判断だった。中村さんはそれでもいいから移植手術を受けたいと訴えた。

渡航移植には多額の移植費用が動く。すべてを支払った後、最初の一歩が始まる。すでに半年も言葉の通じない病院で透析を受けながら待機している。帰国して再び透析に戻ることを思うと、どんなことをしてでも移植手術を受けたいという心境になってしまっていたのだろう。周囲には家族もおらず、冷静な判断力を失う。すでに金も使っている。後戻りはできない。

結局、キルギスで移植手術を受けることなく、12月23日、心不全のため亡くなった。

募金で1500万円集めたはずなのになぜか足りない移植費用

T大学ラグビー部の小沢克年コーチは渡航移植を計画したが、難病患者支援の会の菊池、海外腎移植事情研究協会の中谷代表から移植は引き受けられないと拒絶されていた。

ところが小沢コーチは2021年12月1日、牧口さん、根本さん、中村さんの3人の患者が待機するキルギスへ、ウズベキスタン経由で向かった。

再び、菊池の難病患者支援の会が小沢コーチの移植を引き受けたからだ。その事情はこうだ。

東京の銀座でクリニックを開業している永野士郎《ながのしろう》医師（仮名）から、移植を必要としている患者に関する相談が菊池に寄せられた。その際、永野医師がT大学の客員准教授を兼任していることを知り、菊池は小沢コーチの件を話題にした。

「ひどい目に遭いました」

菊池は永野医師に小沢コーチの移植相談から決裂するまでの経緯を説明した。

菊池の話を聞いた永野医師がT大学関係者に問い合わせてみると、T大学がスキャンダルになることを恐れている様子がうかがえた。

「T大学の人間も小沢さんとは連絡が取れない状態です。T大学医学部の先生いわくT大学の中でもその件には触れないようにシャットされているのではないか、と。T大学が術後の診療を引き受けることはありえなさそうです」

T大学関係者にあたった様子を永野医師は、菊池にこう伝えた。

永野医師は、T大学は移植スキャンダルを回避したほうがいいと考えていること、3人の患者がウズベキスタンで待機していることを菊池から聞かされ、2021年10月に小沢コーチにメールでウズベキスタンでの移植を持ちかけた。

ここから小沢コーチの渡航移植熱は再燃する。

小沢コーチはこれにすぐ反応して永野医師が運営するクリニックを早速、訪ねた。

しかし菊池は、小沢コーチのウズベキスタン移植は進展しないだろうと考えていた。「小沢克年を救う会」と難病患者支援の会は完全に決裂していたからだ。菊池にとって、小沢コーチがウズベキスタン移植に乗るかどうかは、もうそれほど重要な問題ではなかった。

菊池は、渡航移植患者が移植を受けて帰国後、術後のケアにあたる医師、病院の確保に苦労していた。難病患者支援の会の紹介ではなく、永野医師経由でレシピエントを引き受けてくれる病院へ患者を転送できれば、それに越したことはない。また永野医師も渡航移植外来を開設すれば、新たな患者が集まり、クリニックの増収につながる。両者の思惑は一致し、永野医師はクリニック内に渡航移植外来を開設した。

小沢コーチが永野医師の話に応じるはずはないと、菊池は端《はな》から思い込んでいた。しかし、その予想に反して小沢コーチはウズベキスタン移植に積極的だった。

11月24日には、成田からウズベキスタンに内縁の妻とともに向かう計画が立てられ、移植費用は当初の2300万円（自己資金800万円と寄付金1500万円）と決まった。渡航に先立ち移植費用が難病患者支援の会に振り込まれることになったが、菊池はこの段階で、小沢の渡航移植計画は水泡《すいほう》に帰《き》すと考えた。それまでの経緯を考えれば、小沢コーチが難病患者支援の会の口座に金を振り込むはずがないと思ったからだ。

永野医師から菊池に連絡が入った。

「小沢さんのコーディネートはＮＰＯ法人難病患者支援の会が担当すること、振込口座と期日を伝えても問題はありませんでした」

菊池は意外だった。むしろ驚いた。

さらに11月６日、永野医師のところに小沢コーチから予期せぬメールが入った。

〈恥を忍んで申し上げますが、現在資金が、少々足りておりません〉〈（註＝手持ち資金は）正直申しまして２１８０万円です〉

小沢コーチが難病患者支援の会に渡航移植を再依頼してきたことや、手術のための費用に手を付けていたこと……いずれも菊池には予想外だった。自己資金８００万円、寄付金１５００万円、合計２３００万円で小沢コーチの渡航移植は進められるはずだった。そのための募金で、小沢コーチの教え子、大学生、高校生までが募金に応じ、目標額に達したとＨＰ上で明らかにしていた。

結局、できる限り経費を削減して菊池が２１７０万円で移植を引き受けることにすると、12日にその金額が振り込まれてきた。

本来なら11月24日出発の予定だったが、ＰＣＲ検査を受けていないことがわかり、出発は１

週間延びた。

11月29日に日本で最後の透析を受け、12月1日に成田空港から出国、翌日にはウズベキスタンに到着、その日のうちに透析を受けるスケジュールが組まれた。小沢コーチの移植も最初はウズベキスタンで予定されていた。しかし、待機中の3人の患者の移植は遅々として進まず、すでにキルギスに移動していた。それで小沢コーチもキルギスに移動し、3人と合流したわけだ。

〈海外での生体移植＝臓器売買〉を知らないふりする小沢コーチ

腎臓移植のために半年もウズベキスタンに待機させられていた50代女性の牧口さんが、2021年12月18日、キルギスで最初に移植手術を受けた。麻酔事故で彼女は重体に陥った。キルギスの医療水準は低いのだろう。

さらにイスラエル人2人も、12月22日、23日と移植手術を受けたが相次いで死亡した。麻酔事故で完全な医療ミスだった。

牧口さんは年明けの1月に帰国したが、移植した腎臓も機能せずに摘出しなければならなかった。

こうした状況に小沢克年コーチともう1人の待機患者、根本さんも帰国を決意する。

小沢コーチは2022年1月2日に、日本に戻っていた菊池にメールを送信した。

〈こんにちは。返信が遅くなり、申し訳ございません。また、透析中のためメッセージにて失礼いたします。

昨日あれから妻とじっくり話し合った結果、今回は日本に帰国しようと思います。会社の事もありますので、しばらくは社業をしながら考えたいと思います。色々とご提案いただき、ありがとうございました〉

これに対して菊池が返信した。

〈承知しました。帰国日が決まりましたら連絡ください。最善を尽くしたいと思います〉

菊池は小沢コーチの移植計画を継続させるつもりだった。

一方、小沢コーチは、銀座でクリニックを開業し菊池との仲介役を果たした永野医師にこんなメールを送っている。


キルギスでの移植手術は生体移植でしたよね？

素人の私は、生体の方が新鮮な臓器だから、その方がいいかな？　と軽く考えていましたが、こちらに来てそれは臓器売買だと言うことを知りました。

また、日本を発つ前に私の常備薬が1ヶ月分しかないと相談したところ、現地でコーディネーターに言えばすぐに入手してくれるとおっしゃっていました。何度も彼らにお願いをしましたが、一向に用意してくれず大変困っております。

そして昨日ロシアから取り寄せないと入手できないと言われました。事前にお薬手帳の写真を送ったにもかかわらず、全てウズベキスタンですぐに用意できるのではないですか?

リンの吸着を抑える薬が無くて、血管が石灰化してしまい、切断するなんて事になったら、どう責任を取られるおつもりでしょうか?

当初先生は2月中旬には日本での治療も含めて全てが終わると何度も言われました。11月の中旬には枠に空きが出たので、急いで入金し渡航して欲しい。そうすれば年内には日本に帰れますとも言われました。

私の経営する会社は現在外注で業務を委託しております。それはそれらの日数を計算しての事です。それがズルズルと延ばされてしまうと確実に倒産してしまいます。更に私には2人の子供がいます。会社を潰して家族を露頭(ママ)に迷わせる訳にはいきません!

それらを鑑みて私は今回の移植手術は断念しようと考えております。また、付き添いの妻も同意見です。

繰り返しになりますが、今回お支払いした代金と往復の航空券代2人分、治療費と称して振り込んだ30万円（註＝紹介状手数料のことと思われる）、妻のこちらでの滞在費40万円、成田へ行く経費3往復分、渡航中の外注費、その他諸々の経費の速やかな返金を求めます。

これら2500万円以上のお金には2000人近い善意の募金が多く含まれております。また速やかにその返金もしくは確約がいただけない場合には、大変不本意ではありますが、帰国後に警察、弁護士、マスコミ、大学に相談をさせていただき、しかるべき手続きを取らせていただきます。


最後の数行は半ば恫喝とも取れる強い口調で書かれている。

それにしても、生体腎移植が臓器売買だと知った、という記述には驚きを禁じえない。小沢コーチは菊池が勧めていた中国での移植と、海外腎移植事情研究協会の中谷代表のメキシコ移植計画を同時に進行させていた。中谷代表は、メキシコは生体腎移植で、小沢コーチは強い関心を示し、実際、中谷代表が指定した病院で、移植のためのHLA、血液検査を受けていた事実がある。

募金について助言したスポーツライターの安住氏も、亡くなったドナーから提供される中国での移植手術ではなく、メキシコの臓器売買による移植と知り、小沢コーチに思いとどまるように説得していた。

私自身は、中国であろうと、メキシコであろうと渡航移植はイスタンブール宣言の精神に違反し、スポーツ教育の現場に立つ小沢コーチが手術を受けるというのは極めて問題だと思った。その上、移植手術費用の大半を寄付金に頼っている。教え子、大学生、高校生から集めた寄付金が臓器売買に使われようとしているのだ。

前述した通り私は、小沢コーチ、T大学に取材を申し込んだ。その2日後には寄付をつのる「小沢克年を救う会」HPから、T大学ラクビー部GM兼監督、大学、高校のラクビー部監督、部長の応援コメントが削除された。小沢コーチや応援コメントを寄せていた関係者は、生体腎移植が臓器売買によるものだと十分認識していたはずだ。それなのに小沢コーチはキルギスでその事実を知ったような口ぶりだ。

3人の、くすぶる菊池への思い

菊池へ宛てたメールとはまったく違う内容を小沢コーチは永野医師に送信した。支払った移植費用だけではなく、あらゆる経費、キルギス滞在期間中の外注費まで請求している。これを受け取った永野医師もメールを返した。

このたび小沢さんに私からフェイスブックを通じて連絡したのは、小沢さんがメキシコで臓器売買による移植をしようとしているというT大を巻き込んだスキャンダルになっていたこととと、その件でNPO難病患者支援の会からT大関係者として何とか小沢さんに連絡を取れないかとお願いされたからです。小沢さんについては既に共同通信が問題視していたので私としては関与したくなかったのですが、『人助けのため』とお願いされて人道的な観点から承諾したものです。

私は医師ですので、臓器移植を希望され、また臓器移植が必要であると判断できる患者さんを海外の移植可能な医療機関に紹介状を出すところまでが私の医師としての仕事の範《はん》疇《ちゅう》です。そこから先の移植医療については紹介先の医療機関の医師が判断することで、オペの可否や実施時期等の判断は全て当該医療機関が決定します。これは臓器移植法に厳密に規定されている役割分担に基づいたものであり、紹介状を出すところまでが私の仕事の範疇であり、それ以降について私が指示を出すことは法的に禁じられていますし、第一それは不可能です（もちろん先方から緊密に情報を得て常時状況を把握することはします）。こうした法的な解釈については臓器移植法に精通した法律家らによる厳密な検討会を経て得た結論であり、厚生労働省の2011年の臓器移植法逐条解説にも合致したものです。

したがって当院が小沢さんから頂戴したのも紹介状料のみです。役割分担的には、そこから先のコーディネートはNPO法人が担当していますので紹介状料以外の経費はNPO

に振り込んでおられるはずです。

紹介状手数料の30万円だけは永野医師に支払われた。渡航移植費用の2170万円は難病患者支援の会の口座に振り込まれている。なぜ、永野医師に「返金要求」が向けられたのか。その理由は不明だ。しかし、このメールは当然、菊池のところに転送された。

移植手術に失敗し、一時は生命の危機さえあった牧口さん、半年もウズベキスタンに滞在し、そしてキルギスに移動、移植のチャンスを待った根本さん、そして小沢克年コーチ。帰国した3人の、菊池へのくすぶる思いが、2022年の年明け以降も鬱積していった。

ベラルーシ、肝腎同時移植の費用は8500万円

ハカンに頼るのはリスクが大きすぎる——。

菊池はベラルーシが外国人患者に対して移植枠を設けているのを突きとめ、ベラルーシに患者を送る計画を練っていた。2021年8月には通訳のアナスタシアとともにベラルーシを訪れ、通称「9番病院」で日本人患者を引き受けてもらう約束を取りつけていた。菊池は国立のその病院に患者を送る手配を進めていた。

こうした中で、2022年の年明け早々の1月9日、菊池はベラルーシで肝臓移植を受ける

40代の井《い》土《づち》康夫《やすお》さん（仮名）とともにベラルーシに向かった。井土さんはアルコール性肝硬変で余命半年と宣告されていた。

首都ミンスクの９番病院で２月10日に肝臓移植を受けた。移植費用は３３００万円、そのうち５００万円は予備費で、手術後３００万円が返却された。予備費は「ドナーのマッチング、予後の回復状況により滞在費用や追加の加療費等の発生も予想」され、そのための費用だ。

脳死のドナーから提供された肝臓が井土さんの移植に用いられた。移植後、「良好」な状態で帰国し、術後のケアには東京大学医学部附属病院があたることになっていた。ただしコロナ禍なので隔離ホテルに２週間入院した後という条件付きだった。

井土さんは９番病院に入院している間に、持ち込んだアンカで重度の低温火傷を負っていた。帰国後ホテルに滞在中、その傷口から感染症を引き起こし、発熱が見られた。救急車を要請したが引き受けてくれる病院はなく、市中病院で抗生物質を処方してもらうしかなかった。

肝臓移植を受けて免疫抑制剤を服用しているので、免疫力は落ちている。そうした状況で火傷を治し、感染症を防ぐためには抗生物質を投与するしかない。免疫抑制剤と抗生物質――効能の相反する薬で、いわば降圧剤と昇圧剤を同時に飲むようなものだ。東京大学医学部附属病院に入院するまでどのような処置がなされたのかは不明だ。

結局、東京大学医学部附属病院に入院はしたが、「術後の拒絶反応が強く」、移植から半年後、

8月22日、東京大学医学部附属病院で妻をドナーとして肝臓の再移植を受けた。しかし、症状は回復しないまま11月25日に死亡した。

菊池はあと2人、ベラルーシに送る患者を抱えていた。腎臓移植の50代男性の隅川安彦《すみかわやすひこ》さん(仮名)、そして肝腎同時移植を望んでいた40代男性・金城真士男《きんじょうましお》さん(仮名)だ。

隅川さんも9番病院で腎臓移植を受けるべく計画を立てたが、移植のための腎臓が不足していて、移植はできないと断られてしまった。通訳のアナスタシアがベラルーシ国内の移植ツーリズム会社をあたり、ブレスト州立臨床病院で移植が可能という情報が得られた。

移植は7月2日に行われた。移植にかかった費用は1850万円だった。退院する時、通訳のアナスタシアから「ドナーについては、内緒にしなければならないのだけれど、ベラルーシの田舎で亡くなった40代の男性」と告げられた。

もう1人の金城さんは、2022年5月、8500万円を難病患者支援の会に支払って肝腎同時移植を受けようとしていた。金城さんは6月、ベラルーシに向かい、9番病院で移植を受けるべく待機していた。

暗転そして裏切り

一方、小沢コーチは永野医師に対して、難病患者支援の会に支払った額以上の金を返金しろとメールを送信した。それでも菊池は小沢コーチの移植を別の国で実施しようと小沢コーチ本人にLINEを送っていた。

2022／1／2（日）

21：16　菊池仁達　当初の計画通りに移植治療が進められず恐縮に存じます。

麻酔事故は誰もが想定外であり、現在すべての手術プログラムがストップとなっています。

現地の移植コーディネーターと善後策を協議しておりしばらくお時間をください。

移植治療の再開に最善を尽くしています。

昨日、口頭にて小沢様の今後の医療機関（3か所）を提示しているのでご検討ください。1つはメール送信した国立病院（タジキスタン）で、いずれも腎臓移植のライセンスを取得した経験豊富な医療機関です。


菊池は井土さんの移植手術に同行するために1月9日に出発予定だった。小沢コーチは帰国後、話し合いをしようと返信してきた。菊池は困惑するばかりだった。

それでも菊池は1月7日、再度、今後、他の国での移植の見通しを小沢コーチに説明した。

その提案を小沢コーチははねつけた。

〈私は全額返金を求めているだけです。何度も論点をずらすのはやめてください〉

菊池は予定通り井土さんとともに、1月9日ベラルーシに向かった。帰国は1月29日。

その後も、渡航移植を進めようとする菊池と、全額返金を求める小沢コーチとの話し合いは平行線を辿ったままだった。

5月21日、隅川さんの腎臓移植のために、菊池は再度ベラルーシに入り、6月5日に日本に戻った。入れ替わるようにして、肝腎同時移植を望んでいた金城さんがベラルーシへ飛んだ。隅川さん、金城さんのケアには難病患者支援の会の河崎があたることになった。

7月に入り、小沢コーチとの交渉に進展が見られた。菊池は弁護士と相談し、7月21日、旅費、滞在費、滞在期間中の透析費などすでに使った経費を差し引いた1369万円を小沢コーチに返金したのだ。

しかし、この日から菊池には想定外の出来事が次々に起きた。ベラルーシのブレスト州立臨床病院で腎臓移植を受けた隅川さんが日本に向けて出発した7月25日、通訳を務めていたアナスタシアが退職のメールを送りつけてきた。

2022/7/25(月)

18：41　アナスタシア　隅川さんを空港にお見送りしました。これで菊池さんと関連のある仕事を辞めさせていただきます。私をこれ以上巻き込まないでください。

「巻き込まないで」というのは、キルギスでの移植をめぐるトラブルを指すのだろう。慌てた菊池は、預けておいた14万ドルとＮＰＯ法人のカードを、入院中の金城さんに預けるように指示した。アナスタシアとはその後いっさい連絡が取れなくなった。

しかし、アナスタシアはそのまま金城さんの通訳とケアにあたった。

さらに7月28日、待機入院中の金城さんが、菊池と交わした移植に関連するサポートを受ける準委任契約を解除すると一方的に伝えてきた。同時に支払った８５００万円のうちすでに使ったと思われる４５００万円を控除し、残りの４０００万円の返還を求めてきたのだ。

金城さんのケアにあたっていた河崎からは、7月に入ると退社をほのめかすメールが入り、7月末に帰国、退職届を菊池に提出した。

8月7日、読売新聞が菊池と難病患者支援の会についての報道を開始した。

8月18日、体調を崩し、入退院を繰り返していた牧口さんから菊池にメールが入った。

「マスコミには、まだホンのさわりの部分しか話していませんよ。申し訳ないと思うなら金で誠意示して下さい。新しいお客さん3人も集金してるならあるでしょう」

3人とはベラルーシに送った患者と思われる。

読売新聞の報道は続いた。菊池と河崎、アナスタシア、小沢コーチ、牧口さんとの会話のやりとりが、2021年12月から録音され、それらは延べ16時間にも及ぶ。録音していたのは元スタッフの河崎だった。

「生体移植　患者に口止め　仲介NPO　臓器売買疑い回避か」（8月9日）

「臓器売買疑惑　ドナー脳死証明『偽物』　東欧で腎移植　『発行元』病院証言」（8月10日）

追い打ちをかけるように、牧口さん同様に長期にわたってウズベキスタンに待機し、最終的にはキルギスに移動したが、移植手術を受けることなく帰国した根本さんからも、9月13日、支払った移植費用全額と、その待機期間の逸失利益を合わせて約3000万円の支払いを要求された。

準委任契約を解除されたとはいえ、ベラルーシで肝腎同時移植を受けた金城さんが9月28日に死亡した。

次から次へと予期しない出来事が菊池の周辺で起きた。もはや渡航移植を続行できるような状態ではなかった。

菊池は2度にわたってウズベキスタンを訪れ、アナスタシアに持ち逃げされた14万ドルの被害届を現地警察に提出した。しかし、このような被害届を受理しても、ウズベキスタン警察が捜査に乗り出すはずがない。

読売新聞は、内部告発した河崎の証言、彼が録音した延べ16時間に及ぶ会話の内容に加え、さらに実名で証言したT大学の小沢克年ラクビー部コーチ、牧口さん、根本さんからも詳細な取材を進めた。

〈私の伝えたい事実はいっさい報道してもらえなかった〉

菊池は私にそう伝えてきた。

菊池の逮捕は目前に迫っていた。

「無資格での臓器斡旋」で逮捕

読売新聞によって難病患者支援の会が進めてきた渡航移植の実態が暴かれていった。

「[臓器移植　海外仲介の実態]〈2〉『この世界は袖《そで》の下』」（2022年8月18日）

「標的はウクライナ人　『経済苦なら腎臓買います』　ネットで臓器売買」（2022年9月23日）

そして、2023年2月7日、臓器移植法違反の疑いでNPO法人難病患者支援の会の菊池仁達理事長がついに逮捕される。

臓器移植法はその11条で臓器売買を禁止している。しかし、菊池の逮捕容疑は臓器売買ではなく、12条1項違反で、臓器移植の斡旋だった。

12条1項は、臓器斡旋を行う者は、「厚生労働大臣の許可を受けなければならない」と規定している。菊池はその許可を受けずに臓器の斡旋を行った罪に問われたのだ。日本国内でこの許可を得ているのは公益社団法人日本臓器移植ネットワークだけだ。

「逮捕後の警察の取り調べは、最初から臓器売買容疑だった」保釈中の菊池は明かした。「警察で見せられた16時間のテープ起こしは、電話帳2、3冊分の厚さがありました。臓器売買で多額の利益を上げていただろうと、取り調べでは警察からも、検事からも言われました」

ウクライナ人ドナーには偽造旅券まで準備されていた。臓器売買について厳しい追及が行われたのだろうと予想したが、実際はそうではないようだ。

「移植手術に失敗した牧口さんについて尋問された時間は、数十分程度だったと記憶しています」

逮捕と同時に事務所も家宅捜索を受け、パソコンや携帯電話、移植患者の記録が押収された。削除された古いデータ、メール類もすべて再現された。しかし、起訴されたのは、臓器斡旋で、結局、臓器売買での立件、逮捕はなかった。

しかも斡旋は「死体に限る」とされ、問われたのはベラルーシでの移植だけだった。ベラルーシでは3人の患者に臓器移植の斡旋をしたが、菊池が刑事告発を受けたのは、井土さんと隅川さんの2人だけだった。2022年9月、ベラルーシで肝腎同時移植を受けて死亡した40代男性金城さんは告発の対象にはならなかった。金城さん側が7月末に契約解除の通知を難病患者支援の会に送付していたことが影響しているのだろう。

中国での移植の道が閉ざされた後、難病患者支援の会が行ってきた渡航移植はブルガリアで2人。ウズベキスタンでの移植が進まずキルギスに牧口さん、中村さん、根本さん、そして小沢コーチの4人の患者が移動し、そのうち牧口さんは移植を受けたが失敗した。中村さんは移植を受ける前に死亡した。2人は移植手術を受けずに帰国。

警視庁は臓器売買による立件を目指したのだろうが、結局、ベラルーシで行われた死体から摘出された臓器の移植が、厚労省の許可を受けずに無資格で斡旋したものとして送検された。

菊池は一貫して無罪を主張する。

被告側の証人「菊池さんと出会っていなければ、今、生きていない」

東京地裁の法廷で、菊池は証言台で陳述した。

「私は恥ずべきことは、何もないとの想いを胸に抱き、当裁判に臨んでいます。私たち支援団体は死を目前にしたレシピエントや長年の透析により余命が迫った人を海外の医療機関へ案内しています。テレビ、新聞等で報道された臓器の手配や仲介など、支援活動を始めて今日まで18年間、一度も関与したことはございません」

渡航移植が臓器移植法に抵触するとは考えていなかったと述べた。

ベラルーシは、アメリカと並んで移植に外国人枠を設けている稀有な国だ。アメリカは移民の国で、アメリカ国籍以外の外国人がアメリカ人に臓器提供するケースもあり、その病院の前年度移植件数の5%を限度に外国人枠を設けている。ベラルーシの外国人枠はどのように設定されているかわからないが、死亡したドナーから摘出した臓器を外国人に移植することは、法律で認められている。

また東京地裁の法廷には、被告側の証人として、中国で移植を受けた患者が証言台に立った。この患者は2011年に、1400万円を菊池の難病患者支援の会に支払い、移植を受けていた。

子供の頃から腎臓が悪く、35歳から透析治療を受けるようになり、10年が経過した頃から歩行も困難になった。

「私の家族、親戚には慢性腎臓病が多く、私を含めて5人が透析を受けており、私を除いて4人がすでに亡くなっています」

慢性腎不全を発症する原因の一つに、ネフローゼ症候群（IgA腎症や膜性腎症など）のような腎臓自体の病気からくるものが挙げられる。また、糖尿病などの生活習慣病が原因で腎機能低下が進むケースもある。そして、多発性嚢胞腎《のうほうじん》などは遺伝的要素が高いとされる。

日本臓器移植ネットワークに登録していても、待機期間があまりにも長すぎる。

健康なドナーから腎臓を摘出する生体腎移植の場合は、ドナーは「6親等内の血族、配偶者と3親等内の姻族」と厳しく制限されている。

生体腎移植がなぜ認められるのか。

ドナーは腎臓が一つだけになっても、30%の腎機能低下が生じるだけとされてきた。しかし、腎臓には予備力があるので通常の生活を営むには差し支えない、というのが生体腎移植を認める医学的根拠になっている。

家族間における生体腎移植も、家族、親戚の中に慢性腎不全を発症している者がいる場合、ドナー自身が慢性腎不全を発症する可能性もあり、臓器提供者を身内から見出すのは事実上不可能になる。患者は生きるために、海外での移植にすべてを託すしかないというのが実情だ。

証言台に立った患者は、インターネットで難病患者支援の会を見つけ、菊池に電話したことから渡航移植の第一歩が始まった。

「もしあの時に菊池さんと出会ってなければ、今、私はこの世に生きていないと思います。命の恩人で、感謝してもしきれないほど深い思いを今日まで持ち続けています」

渡航移植に踏み切らなければ、患者の証言通りになっていただろう。

こうした思いを抱く患者は少なくない。2013年に天津で移植を受けた斉木さんは、菊池逮捕の報道を見てこう語っている。

「私たち渡航患者は『もしかしたら日本の土を二度と踏めないかもしれないな』との思いで旅立っているのは皆同じかと思います。失敗したら菊池の責任とすべてを押し付けるのはどうしたものかと、私の周りの人たちも憤《いきどお》っております。海外移植についての是非はあると思いますが、あくまで自己責任の上で渡航して、生還した人たちは多かれ少なかれ菊池さんに命を救われたことは感謝していると思います。ネット上では大炎上となっておりますが、『じゃあ、あなたの大切な人や自分自身が余命宣告されて海外移植に行くだけの条件を満たしている状態でも行かないのか？』と問いたいです」

彼の父親もおばもやはり慢性腎不全が原因で若くして死亡している。死んだ父親には、傷んだ桃のように斑点が体全体に広がっていた。それと同じ症状が自分の体にも現れてきた。

「当時まだ7歳だった娘が異変を感じ取ったのだろうと思う。『お父さん、手をつないで寝よう』って突然言い出した。私は心から生きたいと思った」

2人の娘に将来、同じ病気が発症したら、娘のほうに母親の腎臓を提供したい、と妻から夫への腎臓提供は最初から選択肢にはなかった。

「生きるには、渡航移植しか方法がなかった。その選択がそんなに悪いことなんですか。渡航移植をやめろということは、私たち患者に死になさいと言うのと同じだ」

渡航移植者に共通する思いだろう。

患者と元スタッフからの告発

菊池はこの他にも、患者側から訴えられ二つの訴訟を抱えていた。一つはベラルーシで肝腎同時移植を受け、のちに死亡した金城さんの遺族が起こした4000万円の返還訴訟だ。

金城さんは8500万円を難病患者支援の会に支払った。「『準委任契約』を解除するとの通知を行った時点でどの程度必要な経費が利用されていたのか不明であるが、原告らとしては4000万円程度であると考えている」として、訴訟はその残金の返還を求めるものだ。

菊池は代理人弁護士を立てずに本人訴訟で臨んだ。

金城さん遺族による残金返還訴訟の法廷で、菊池は、傍聴席にいた私が予想もしていなかった証言を次々に展開した。

「退職の申し入れと同時に河崎から退職金5000万円の不当な要求がありました。もし、支払いに応じない場合は、患者と共同して損害賠償の請求並びに行政機関やマスコミ等へ内部告発し、臓器売買を報じてもらうという内容でした」

菊池は元スタッフの河崎の要求にいっさい応じなかった。

「中途解除など、これまで患者の支援活動をしてきて初めてのケースです。常識的に考えられない申し出でした」

なぜ、突然、金城さんは「解除」したのか。

契約解除後、金城さんのケアは退職した通訳のアナスタシアが担当した。

法廷では、退職後の河崎の言動についても言及した。

「河崎はNPOへ海外移植の相談を寄せていた移植希望者に対し、『菊池は逮捕されたので、もう終わりです。今後は私のほうで相談にのります』と勧誘活動した事実も確認しています」

私も証言の真偽を確かめようと河崎から話を聞いた。

「私は共犯者として逮捕されても仕方ないという思いを抱いていました」

河崎は「自首する覚悟で、難病患者支援の会が進めてきた移植の実態を警察に訴えた」と語った。衝動的な怒りから告発に踏み切ったのではないことがうかがえた。

菊池の法廷陳述に対するコメントを河崎に求めた。

「まったくそのような事実はありません。私を暴力団員だとも（マスコミに）話しているそうではないですか。（菊池被告は）検事の取り調べでは、もっとひどいことを言っているようです。それなら私を訴えたらいい。自分はこの告発によって、国内で移植を待っている患者さんのためにも、国のためにもなることをしたと思っています」

河崎は菊池の法廷証言を全面否定した。

次々に起こる不可解な出来事と一審判決

読売新聞報道と同時に、難病患者支援の会の周辺でも不可解なトラブルが起きていた。

この会を実質的に運営してきたのは理事の菊池だが、2022年8月に読売新聞の報道が始まるまでは、伊与田勇《いよたいさむ》さん（仮名）が理事長を務めていた。伊与田・前理事長自身、母親から提供を受けて1回目の腎臓移植を受けている。重篤な透析困難症で、2回目は2021年11月にブルガリアで移植を受けた。

理事長職に就いていたが、無報酬で、移植の相談に来た患者に自分の体験談を話す程度だった。

伊与田・前理事長は建設会社を経営している。

「読売報道の直後、匿名で取引先とメインバンクに読売新聞と怪文書が送付され、私は2社から呼び出されました。裏で臓器売買にかかわる仕事をしていると思われ、封筒の中には難病患者支援の会の役員名簿まで同封され、取引先からは、コンプライアンス上の問題だと指摘を受け、取引中止になりかねない状況に追い込まれました。読売新聞の一般読者が弊社のHPにアクセスし、取引先を調べて送ったとは思えない。なぜなら、取引先、メインバンクを知っているのは、NPO内部の者だけです。難病患者支援の会を潰したいと考えている人がいるのでしょう」

難病患者支援の会のスタッフが揃って会食をした時、伊与田・前理事長は取引先やメインバンクの話を口にしていた。

伊与田・前理事長は2社に事実を説明し、最悪の事態は回避された。しかし、大きな痛手を負ったのは事実だ。

それだけではない。ベラルーシで様々な便宜《べんぎ》を図ってくれた在ベラルーシ日本国大使館の元職員だったペテコ・セルゲイ氏。彼は難病患者支援の会の患者だけではなく、他の団体が斡旋した日本人患者の通訳も務めていた。セルゲイ氏を菊池に紹介したのは日本国大使館のスタッフだった。セルゲイ氏のところに「海外移植で臓器売買か　都内NPO仲介」という読売新聞2022年8月7日付けの一報が河崎からテレグラムで送信されてきた。

〈ご感想をお聞かせ下さい。私は正直困っていますよ。家族にも責められて〉

こんなメッセージが付けられていた。さらに河崎からセルゲイ氏にメッセージが送信された。

〈厚生労働省と外務省から連絡が入りまして、セルゲイさんの事を教えてと言われましたが、どう言えば良いですか？　金銭の授受もどうなっているか教えてほしいと言われていますので一応教えておきます〉

なぜ、こうしたメールを河崎はセルゲイ氏に送ったのか。伊与田氏への匿名の怪文書とセルゲイ氏のメールについては、菊池が起こす名誉毀損の裁判で追及される。

菊池仁達に対する一審判決は2023年11月28日に下った。

「主文　被告法人を罰金100万円に、被告人を懲役8月に処する。被告人に対し、未決勾留日数中80日をその刑に算入する」

判決理由の最後にはこう述べられていた。

「関係証拠によっても、本件各あっせんが営利性のあるものとまでは認められないことに加え、被告人の述べる報酬額を前提にしても個人的な利得が大きかったとも認められないことからすれば、罰金刑を併科するのは相当でないと判断した。よって、主文のとおり判決する」

患者の弱みにつけ込んで暴利をむさぼっているというニュースが流れていた。それを否定する記述が判決理由に記されていたのが菊池にとっては唯一の救いだったが、彼はその判決文を聞いた直後に控訴を表明した。

第10章 告発の行方

2024年9月18日、一審で、臓器あっせんの罪に問われて有罪判決を受けた菊池仁達の第1回控訴審が東京高等裁判所で開かれた。一審の有罪判決が下ったのは2023年11月28日。それから約10カ月もの期間があったが、東京高等裁判所での第1回公判では特に審議されることもなかった。第2回公判は12月6日で早くも判決が言い渡された。

控訴審判決は「本件各控訴を棄却する」だった。菊池はすぐに上告した。

患者、メディア、元スタッフを訴え返す

臓器あっせん罪を裁く刑事裁判とは別に、菊池は名誉毀損の裁判を2024年10月に提訴した。菊池はNHKの他、小沢克年コーチ、そして内部告発した元スタッフの河崎、そして、キルギスで移植手術を受け一時は重体に陥った牧口さんの3人を名誉毀損で訴えた。

損害賠償の請求金額は1億円で、「被告日本放送協会、被告小沢克年、被告牧口及び被告河崎は、原告に対し、連帯して、金1億円及びこれに対する令和5年5月24日から支払済みまで年3分の割合による金員を支払え」という損害賠償請求だ。

菊池はさらに2024年12月、読売新聞と河崎に対して1億1600万円、文藝春秋と小沢コーチに2360万円の賠償を請求する裁判を起こした。

NHKは「クローズアップ現代　追跡〝臓器あっせん事件〟知られざる渡航移植の実態（2023年5月23日放送）」「NHKスペシャル　ルポ　海外臓器移植　〜命を巡る葛藤（2023年9月9日放送）」「BSスペシャル　友の臓器で命をつなぐ〜渡航移植にかけるラガーマン〜（2024年2月15日放送）」と3本の番組を制作していた。

「クローズアップ現代」は、河崎が録音していたという16時間の音声、小沢克年コーチ、河崎、藤木の証言で構成され、「NHKスペシャル」では問題をさらに深掘りして、日本の臓器移植の問題点全般を追及していた。「BSスペシャル」は、小沢コーチがトルコに赴き、日本では困難な第三者間の腎臓移植を試みるが失敗に終わるという内容だ。

小沢コーチに最初腎臓を提供すると申し出たのは「小沢克年を救う会」の宮島芳樹代表だ。現在は、血液型が違っていても移植が行われるのが一般的だが、トルコの移植コーディネーターから小沢コーチと宮島は血液型が違うために移植ができないと告げられる。

宮島に代わって、急遽「小沢克年を救う会」のHPに応援メッセージを寄せていたラグビー仲間がイスタンブールに向かったが、その仲間には心臓、そして腎臓にも問題があり、移植は不適応という結果になり、小沢コーチがなす術もなく帰国するというストーリーだった。

読売新聞による2022年夏からの一連の報道は新聞協会賞を受賞している。逮捕前は「臓器売買か」「臓器売買疑惑」と、まるで金太郎飴のように、どこを切っても菊池が臓器売買に加担しているような印象を与える記事が出た。

逮捕後は「臓器あっせん」に変わる。

「臓器売買では逮捕も送検もされていないのに、まるで臓器売買をしていたかのような記事です。抗議したら『断定的に書いていない、よく記事を読め』と記者から言われました。でも『臓器売買か』と疑問符付きですが、あの記事を読めば、私が臓器売買をしているとしか読めない」

菊池はこれら一連の報道が名誉毀損にあたるとした。

各種メディアで証言した小沢コーチの「正義」

実名を出して菊池告発に踏み切った小沢克年コーチと菊池の言い分は、真っ向から対立する。

「病人の弱みにつけ込む手法が許せない。誰かが声を上げないと今後、同じ被害者が出てしま

いる。

小沢コーチがキルギスの首都ビシュケクに着くと「菊池が待っていた」と驚きの声を上げている。

これが、小沢コーチが実名をさらしてまで告発に踏み切ったという「理由」だ。

前述のように行き場を完全に失っていた小沢コーチに渡航移植の話を持ちかけたのは菊池被告だったのです」というナレーションが流れた。

またNHK「クローズアップ現代」でも、「現地に着くとそこで待ち受けていたのは菊池被告だったのです」というナレーションが流れた。

前述のように行き場を完全に失っていた小沢コーチに渡航移植の話を持ちかけたのはT大学客員准教授の永野医師だが、彼は小沢コーチに、コーディネーターは難病患者支援の会であり、振込先も同NPOだと告げ、問題はなかったと菊池に連絡してきた。

現在、腎臓移植手術は医療として確立されている。しかし、生命にかかわる大手術であることに変わりはない。移植には患者の生命がかかっているのだ。その上、2000万円以上の移植費用がかかり、しかも大半は善意の寄付だ。その振込先を確認もせずに指定された口座に振り込むなどということがありうるのだろうか。

小沢コーチはABEMAにも出演し、こんなことを言っている。

「医者とNPOが手を組むとどんどん被害者が出ると思った。それで告発を決意した」

当初移植手術が予定されていたウズベキスタンに小沢コーチと内縁の妻は入国し、そこで小沢コーチは透析を受け、菊池やすでに移動していた3人の待機患者のいるキルギスへ向かった。

小沢コーチは、最初は難病患者支援の会が仲介する中国での移植を受けようとした。しかし、コロナの影響で入国できなくなり、菊池からブルガリアでの移植を勧められた。その頃、すでにメキシコでの移植を模索していた小沢コーチは、「小沢克年を救う会」代表の宮島を通じて〈不安であり、悩ましい〉と菊池にメールを送っている。一度は菊池の提案を断っているのだ。

菊池が語気を強める。

「小沢氏の息子さんたちからも、同級生に声を掛けてもらって金を集めたとキルギスのビシュケクで夕食を共にした時に話を聞きました。その席上、寄付した息子の同級生たちから『手術はどうなったか？　お父さんは元気になったのか？』と尋ねられて困っていると話されていました。隣にいた奥さんは『菊池さんに断られ、さらに中谷さんからも断られ、どこにも行く当てがない時に永野先生から声を掛けられ本当に助けられた』と話していたくらいです」

菊池の証言、そしてキルギスへ向かった事実からも、小沢コーチが何もわからないまま、難病患者支援の会に移植費用を振り込んだとは考えにくい。

「キルギスの病院も国立だと聞いていた。渋々行った」

小沢コーチはABEMAのインタビューにこのように答えている。

キルギスの病院は国立ではなく私立の病院だが、ウズベキスタンからキルギスへ「渋々行った」とは想像できない。タシケント（ウズベキスタン）の透析病院とキルギスへの移動のチケットは手配してあると、小沢コーチが日本を発つ前に連絡済みだ。本当に「渋々行った」のか、大きな疑問が残る。

小沢コーチは12月1日に成田から出国、2日にウズベキスタンに到着。3日にはキルギスに向かうスケジュールは、予め小沢コーチには伝えられていて、突然、変更になったわけではない。

「うそで固められて海外へ連れて行かれた」（神奈川新聞2022年8月9日）

本当にそうなのだろうか。

完全に対立する小沢コーチと菊池①

2021年12月18日、キルギスで最初に牧口さんが移植手術を受けたが失敗に終わった。22日、23日とイスラエル人2人が麻酔事故で死亡した。警察が家宅捜索に入るのがわかり、病院側は入院患者をホテルへ移動させている。麻酔事故から複数の外国人の移植へと事件が拡大するのを警戒したのだろう。手術直後の牧口さんもホテルへと追いやられた。看護師がついていたとはいえ、牧口さんには過酷で、凄惨な状況が続いた。

キルギスでの移植は完全に停止した。

菊池は2021年12月10日にはすでに帰国していた。2022年1月9日にベラルーシに向かう患者(井土さん)がいて、成田空港から同行する予定になっていたからだ。

「小沢さんから『ベラルーシで移植ができるなら僕らも連れて行ってほしい』と懇願されて航空券を手配しました」

菊池が、キルギスからベラルーシへ向かう小沢コーチ夫婦の航空券を買ったのは2021年12月26日。牧口さんの医療ミス、2人のイスラエル人の死亡後だ。牧口さんは一時、重体に陥っている。こうした状況を目の当たりにしているのだ。小沢コーチは即座に帰国しても不思議ではないのに、信頼できない菊池にベラルーシ行きのチケットを依頼しているのだ。チケット購入の控えも残されている。

小沢コーチ夫婦が帰国を決めたのは2022年の年が明けた1月2日のことだった。

これらの疑問点が名誉毀損を問う法廷では追及されるだろう。

NHK「クローズアップ現代」は、キルギスでの移植についてこう報道した。

ナレーション:小沢さんは医師を信頼して2170万円を支払い渡航を決めました。向かったのは、中央アジア。現地に着くと、そこで待ち受けていたのは、菊池被告だったのです。

ナレーション：NPO元スタッフの証言によれば、菊池被告は、現役の医師を使った患者の勧誘を行っていたといいます。小沢さんは、移植を待っている間、菊池被告から衝撃的なことを伝えられました。
小沢：「待合室に女性の方がいたでしょ。そのうちの1人が小沢さんのドナーだよ」って言われて。で、え？　と思って、なんで僕のドナーが生きて歩いているんだって聞いたんですよ。
ナレーション：持ち掛けられたのは、生きている人から臓器の提供を受ける生体移植でした。生体移植で金銭を介した場合、多くの国が違法としている臓器売買にあたるおそれがあるのです。小沢さんは、菊池被告の言葉に動揺しました。
小沢：「海外で移植を受けるということは、こういう不測の事態にも対応できないと移植できないよ、小沢さん」みたいなことを笑いながら言ってるんですよ。もしかしたら違法なことなのに、それに手を染めるというか、加担するというか。全くクリーンな身で帰ることは諦めなきゃいけないのかなって。

小沢コーチはABEMAにも出演し、同様の証言をしている。
「いざウズベキスタンに行ったら隣国の『キルギスの国立病院でオペをやる』と言われて、

渋々移動したら、町の不衛生なクリニックだった。現地の待合室では『ドナーの女性がいた』と知らされ、脳死患者からではなく、生体移植だった。完全に違法だと思ったからやめて帰ってきた。当時、今回の容疑者からは『書類を改ざんするから安心しろ』と言われた。あの世界はなんでもありだ」（2023年2月24日放送 12：40）

神奈川新聞にはこう書かれている。

「病院で事前検査を受けた日の夜、NPOの実質代表の男性から『今日の病院にいた女の人たちの中の1人がドナーだよ』と告げられた」（2022年8月9日）

同じ内容は文春オンラインでも報じられている。

「縁を切ったはずの『難病患者支援の会』のてのひらの中に意図せず入り込んでしまった小沢さんだが、すでにキルギスまで来ており引き返すこともできなかった。しかし、やはりこの手術ツアーが臓器売買である気配を感じたのも、到着から数日後だったという。

いつものように外へみんなでご飯を食べに行くと、酔っ払った菊池が『今日心電図いったでしょ？　そん時、待合室に女の人がいたでしょ？』と聞いてきました。そして『それが小沢さんのドナーだよ』と言われたんです」（2023年2月26日）

菊池は小沢コーチのこれらの証言をすべて否定しているが、事実なら、小沢コーチ、菊池がドナーの女性を目撃した期間は限られる。

菊池はベラルーシで移植を受ける井土さんのために、12月9日にはキルギスから離れている。2人に接点があるのは、12月3日から9日の間だけ、この1週間にドナーの姿を菊池、小沢コーチは目撃していたことになる。

小沢コーチの証言が事実だとするなら、ウズベキスタン経由でキルギスに到着すると同時に、永野医師と菊池が手を組んでいたのはわかったはずだ。その段階で、なぜ即座に帰国しなかったのだろうか。ウズベキスタンからキルギスへのチケットは難病患者支援の会が用意したものを使っているが、小沢コーチ夫婦は日本―ウズベキスタン往復のビジネスクラスのチケットを購入している。帰るチャンスはいくらでもあったはずだ。

完全に対立する小沢コーチと菊池②

訴状の中で菊池はこう主張する。

「ドナーを決定するのは現地の医療機関であって、原告は、ドナーのマッチングには一切関与しておらず、レシピエントのドナーを特定できる情報は全く持っていなかった。

これは被告小沢の場合も同様であり、原告は、被告小沢のドナー特定情報を持っていなかった。さらにいえば、原告はドナーが決まるタイミングを知らなかったのであるが、原告が被告小沢に付き添って行った病院は、腎移植の手術を行う病院とは別の人工透析のための病院のみであり、仮にドナーが決まっていたとしても、人工透析の病院にドナーがいるというのは想定し難い。

以上から、被告小沢の供述内容は明らかに虚偽である」

ここでも大きな疑問が湧いてくる。ドナーとなる女性をもし目撃したのなら、臓器売買による生体腎移植は明白だ。「クリーンな身で帰ることは諦めなきゃ」と思い、それで帰国を決断したと小沢コーチは言っている。

それならなぜ、年明けまでキルギスに留まる必要があったのか。

さらに帰国の動機とはまったく逆の要求をしてきたと菊池は証言する。

この点について、菊池が小沢コーチの証言に強い憤りを見せる。

「この頃、コーチの口からは『フレッシュな腎臓を移植してほしい』という言葉が漏れていました。どんなことをしてでも、移植手術を受けたかったというのが、小沢さんの本音でしょう」

キルギスの医療事故で移植は中断した。新たな移植引き受け国を探す必要に菊池は迫られた。

「実質代表（＝菊池）は、カザフスタンとタジキスタンでの生体移植も提案した。『口が裂けても、生きている人から（腎臓を）もらったとは言ってほしくない。貧乏な人から（腎臓を）買ったんじゃないかとか言われますから』とも述べた。

小沢さんはこうした発言に不信感を抱き、提案を断って帰国した。『海外での移植がまさかこんな世界だとは、思ってもいなかった』と振り返る」（読売新聞2022年8月18日）

生体腎移植の口封じは菊池からあっただろう。ハカンが仲介するのは生体腎移植だ。生体移植とわかれば、日本での術後ケアにあたる病院は限られてくる。

しかし、菊池はこの証言に異《い》を唱《とな》える。

「海腎協で行うはずだったメキシコは生体腎移植で、中谷代表はその事実を説明しています。何も知らなかったような口ぶりですが、とんでもない。生体腎移植は臓器売買による移植だと気づいていたはずです」

「最短18分で終わると言っていました」

小沢コーチの一連の証言に異議を唱えるのは菊池だけではない。海外腎移植事情研究協会の中谷代表も、文春オンライン記事に掲載された小沢コーチの証言のウソを指摘する。

記事に出てくる「新宿の雑居ビル」の初老の男性は中谷代表だと本人も認めている。

「新宿の雑居ビルに入る団体では初老の男性に『ウチはメキシコでやります。生体移植だから、持ちがいいんですよ』と言われました。素人ながらに『生体って違法じゃないんですか？』と聞いたら、『違います』と断言していました。メキシコの教会に寄付をして、そこの信者が臓器を提供する流れだと言っていました。違法ではないかもしれないけど、実質的には臓器売買に近い流れだと思います。死体からの移植と違って、ドナーと2人で手術室に入って、医師がドナーから摘出した腎臓を洗浄して私の身体に埋め込み、最短で18分で終わると言っていました」

中谷代表はこの文春オンラインの記述に苛立ちを隠さない。

「『最短18分で終わる』なんて、素人ではあるまいし、そんな説明をするわけがない」

ドナーから摘出された腎臓は、レシピエントへの移植が可能になる最後の瞬間まで血流が維持される。レシピエントの移植準備が整った段階で摘出される。尿管《にょうかん》は切断され、尿は切断された尿管を体外に出して排出される。鉗子《かんし》で腎動脈を止め、腎動脈を切断する。次に同じ要領で腎静脈を切断する。

摘出された腎臓にはその場で、動脈からカニューレが差し込まれ、ユーロコリンズ液によって腎臓内の血液が洗い流される。灌流《かんりゅう》がすんだ腎臓はレシピエントの手術室に運ばれる。同時にレシピエントへの移植が始まる。摘出から移植が開始されるまでの時間を中谷代表は説明したようだ。

運び込まれた臓器は腸骨窩《ちょうこつか》に移植される。腎静脈と外腸骨《がいちょうこつ》静脈の端側吻合《たんそくふんごう》、その次に腎動脈と内腸骨動脈の端側吻合が行われる。血流を止めてから1時間以内に移植を終了させ、血流を再開させる必要がある。最後に腎臓から伸びる尿管を膀胱につなぐ手術だ。18分で手術が終了するはずがない。

中谷代表は「メキシコの教会に寄付」をすれば「信者が臓器を提供」という説明もしてはいない。小沢コーチの作り話だと切って捨てた。

しかし、私にはこの説明に思い当たる節がある。

以前、KTSAの蔵前・前理事長（故人）を取材した時、同じような説明を私は受けていた。小沢コーチを海腎協に取り次いだのは藤木で、彼はKTSAのスタッフだ。小沢コーチは、藤木と中谷代表が同じ組織のメンバーだと勘違いしている様子がうかがえる。あるいは違う組織の人間だというのが理解できていないのか。

文春オンラインには以下の記述も見られる。

「小沢さんが『手術の経緯と収支は募金してくれた人々に報告するつもりだ』と伝えると、男が小沢さんに急激に興味を失っていくのがわかったという。結局、話は立ち消えとなった」

「救う会」HP閉鎖から3年以上、寄付金の使途は不明のまま

またABEMAでも、海腎協に言及しているが、事実ではないことを小沢コーチは平然と述べている。

「なぜメキシコには行かなかったのか」と聞かれて、小沢コーチが答えている。
「そもそも、お金をそんなに持っていなかった。ラグビー部の教え子が募金してくれたお金だから『すべてが終わったら全部開示して、報告する義務がある』と言ったら、その団体はフェードアウトした」

難病患者支援の会が提示した移植費用は2300万円、海腎協は1800万円で、中谷代表のほうが安かった。その上、ABEMAの証言とは裏腹に、小沢コーチはメキシコでの移植に積極的だった。実際、中谷代表が指定した病院で、HLA検査、血液検査を受けている。

また中谷代表は「(寄付金の使途について)全部開示」などと小沢コーチからいっさい聞いていないと私の取材に答えている。

そもそも中谷代表は、小沢コーチの移植費用の大半は寄付によるものだと、藤木から知らされていなかった。この事実を中谷代表が知ったのは私の取材を受けてからだ。募金の事実を知り、中谷代表は「間一髪のところで助かった」と胸を撫でおろしていた。小沢コーチのメディアでの発言と、菊池や中谷代表との間で交わしたとする会話内容とでは、あまりにも食い違う。

「小沢克年を救う会」HP上で、「今後につきましては、追ってご報告いたします」と述べて閉鎖している。難病患者支援の会HPでも、一時期「小沢克年を救う会」への寄付を呼びかけた。

菊池がまだキルギスにいた頃だ。菊池は寄付について触れた。

「私どもにも募金に協力した責任があるので、移植はまだ何も始まってもいませんでしたが、およそこんな数字になりますから、移植が終わったら正確な数字を出すので公表したほうがいいって、サンプルを彼に提示しています」

しかし、「個人情報だから公表するつもりはない」と平然と菊池に告げたという。

どちらかの言い分が虚偽なのだろうが、菊池が提起した名誉毀損の裁判で、いずれすべての真実が明らかにされる。ただはっきりしているのは、「小沢克年を救う会」のHPが閉鎖されてから3年以上が経過するのに、寄付金の使途についても、その後の動向についても、いまだに何の報告もされていないのが現実だ。

NHKが取材に動き始めた当初、私はNHKから情報提供を求められ、可能な範囲で協力してきた。渡航移植患者を何人か彼らに取り次いだ。その後、2023年9月9日にNHKスペシャルが放送されると菊池から知らされた。その前に放送された「クローズアップ現代」を見ていた私はチーフディレクターにメールを送った。

NHKディレクターへの手紙

S様

さきほど菊池さんから電話があり、9／9に放映されると聞きました。くどいようですが、小沢氏の取り扱いはくれぐれも細心の注意を払ってください。

私はえひめ移植者の会のFBに、藤木が書き込んだ、2021／3／5のメッセージを見て取材に動きました。

（藤木の書き込みは略）

以下は2021／3／24に小沢氏に送信したメールです。


3／21に資料を同封して書留速達で小沢氏に送付、郵便局で留め置かれていた状態だったのでメールを送りました。今から思うと、すでに内容を知っていて、私の手紙を受け取りたくなかったのでしょう。結局、書留速達は戻ってきてしまいました。

というのも以下と同様のメールを2021／3／21午前中に、T大学広報に送信していますます。それを受けて、大学は対応策を検討したと思います。3／21には、私のメールを受けて、小沢本人にも事実確認が行われたでしょう。

3／23には、T大学のK監督ほかの、小沢氏の募金協力を求めるメッセージが削除されました。

4／9　講談社web連載開始。4／12　4／19　4／26に掲載。

4／17　小沢のＨＰが閉鎖（私が確認したのがこの日で、それ以前に閉鎖されていた可能性もあります）。

（略）

小沢が何も知らずに、菊池に翻弄されて、ウズベキスタン↓キルギスに向かったというのが事実かどうか、慎重に判断してください。

募金を集めた社会的責任も、小沢には残っています。

高橋

小沢克年様

いくつかの資料を同封して取材のお願いの手紙を書留速達でご自宅宛てに送付しましたが、不在で郵便局に22日から24日まで保管されている状態です。それでメールでお送りしました。

ご不在のようですが、メキシコにまだ行かれていないことをいのるような気持ちでこれを書いています。

（略）

T大学ラグビー部コーチの小沢克年氏支援のために、「小沢克年を救う会」が立ち上げられ、募金にはT大学体育会ラグビーフットボール部GM兼監督のK氏も協力を呼び掛けています。

しかし、この募金による移植には大きな問題があるといわざるをえません。臓器売買による移植の可能性が極めて高いからです。そのための資金を「小沢克年を救う会」は集めていると思われます。

海外での移植については、2008年に世界の移植医が集まり、イスタンブール宣言を採択しています。その内容は以下の通りです。（略）

つまり小沢氏はイスタンブール宣言の精神に反する移植を行おうとしています。

もう1点。臓器売買による移植の可能性が高く、その資金を募金で集めていることです。小沢氏そして「小沢克年を救う会」は複数の海外での臓器斡旋組織に、腎臓移植斡旋の依頼をしています。

日本の臓器移植法は海外での臓器売買も処罰の対象にしています。違反すれば5年以下の懲役または500万円以下の罰金と定められています。

そのために日本移植学会の江川裕人理事長（東京女子医科大学）は、「臓器売買が疑われる海外で移植を受けた患者は、警察に通報してもいいか、了解を取った上で診察するようにしている」と、複数の国会議員の前で明言しています。

海外で移植を受けた患者の診察にあたる病院は極めて限られています。

診療拒否に遭ったと、移植を海外で受けた患者が浜松医科大学を訴え、最高裁まで争いましたが、患者側が敗れています。


（略）


こうした現状が背景にあるとご理解ください。

私の取材で判明している事実経過は以下の通りです。


2020年1月（註＝11月の誤記）に、小沢氏本人と関係者が「難病患者支援の会」を訪ねて、渡航移植支援の要請をしています。

この「難病患者支援の会」はおもに中国での移植を斡旋しています。中国での移植はドナーソースに問題があると、世界各国から批判されています。

臓器は気功の一つである「法輪功」の学習者、実践者から摘出されたものだとされています。「法輪功」は「中国のオウム真理教」とされ、様々な弾圧がくわえられていると言われてます。

その他のドナーソースは死刑囚、ウイグル人から摘出されたものだとみられています。

カナダのデービッド・マタス弁護士と閣僚経験のあるカナダの元国会議員デービッド・キルガーは、中国で行われている臓器移植について「Bloody Harvest」を発表しています。この功績によって2人は、2010年のノーベル平和賞候補にあがっています。(略)

中国での移植は人権上極めて問題があります。

それにもかかわらず今年1月に入り、小沢氏本人と「小沢克年を救う会」関係者らが再度「難病支援の会」を訪問し、小沢氏の渡航移植への協力が確認されています。

小沢氏の募金をつのるHPには当初「難病支援の会」HP画像が掲載されていました(現在は削除されています)。

しかし、中国への渡航は新型コロナの影響で査証が下りない状態がつづいています。

そうしたこともあって、小沢氏と「小沢克年を救う会」は他の移植斡旋組織にも打診しています。

日本には「難病支援の会」の他に三つの組織が海外での移植を斡旋してきました。

海外腎臓移植無料サポート協会 https://npo-ktsa.org/ja/

海外腎移植事情研究協会　https://www.kidney-tp.org/

現在、小沢氏は上記二つの組織がからんでメキシコで移植を受ける計画を進行させています。二つの組織は昨年末から今年1月にかけて、ブルガリアで腎臓移植1人、肝臓移植1人の手術を行い、肝臓移植患者は現地で死亡しています（昨年12／3移植手術、今年1／28死亡）。

ドナーの肝臓の左葉を移植するという、日本では考えられない無謀な手術でした（日本では3分の2を占める右葉を移植します）。

しかも明らかに臓器売買です。ドナーに支払われた金は1万5000ドル。トルコに拠点を置く臓器売買斡旋組織があります。その組織と組んで、ブルガリアでの移植は行われています。臓器斡旋ブローカーでもあり医師のトルコ人、ドナーはウクライナ人。レシピエントと親戚関係だという書類を偽造し、移植手術は行われています。国際的なシンジケートができていると思われます。

もう一つは「臓器移植119」は閉鎖（メンテナンス中）になっています。この会がやってきたことについては、私が書いたレポートを参照してください。（略）

小沢氏は「難病支援の会」から「海外腎臓移植無料サポート協会」「海外腎移植事情研究会（ママ）」に依頼先を変更しています。

Ｆ（＝藤木）の子供が関西の大学でラグビー部に所属し、それで小沢氏の件を知ったと、私が取材に動いているのを知ってＦが直接電話をかけてきました。

Ｆは「臓器移植１１９」を通じてベトナムで移植を受けている患者です。そのＦが「海外腎臓移植無料サポート協会」のスタッフとして名前を連ね、患者を集めています。

「海外腎臓移植無料サポート協会」は確かに無料で登録はするようですが、すぐに海外での移植ということにはなりません。そこで登録した患者の中から経済力のある患者をピックアップし、これまでに日本人患者を海外に送り移植手術を施してきた「海外腎移植事情研究協会」に回しています。

「海外腎移植事情研究協会」は以前はフィリピンで移植を実施してきましたが、フィリピンも臓器売買を禁止し、最近は主にメキシコでやってきました。しかし、コロナで渡航が困難になり、ブルガリアで移植を行いました。

肝臓移植を受けて患者が死亡、そして腎臓移植を受けた患者も回復が十分でないにもかかわらず強引に帰国させられています。（略）

ブルガリアで腎臓移植を受けた患者を、以前、私が取材をしています。どの斡旋組織が信頼できるかと聞かれたので、どの組織も関係者はろくでなしと答えておきました。

彼は最初「海外腎臓移植無料サポート協会」に移植希望の登録をしますが、しばらくすると「海外腎移植事情研究協会」のスタッフが出てきて、水面下でつながっていると私に証言していました。

今年に入り、メキシコへの渡航が可能になり、1月に連れていく患者がいたために、体調が思わしくない腎臓移植患者を帰国させ、肝臓移植患者をＩＣＵに置き去りにしたまま、「海外腎移植事情研究協会」のスタッフは日本に帰国しています。

そして次にメキシコに連れて行くのが小沢氏と見られます。

募金による移植については、心臓移植を必要とする子供をアメリカに送るために「○○ちゃんを救う会」の募金活動がよく話題になります。しかし、この募金と小沢氏の募金とでは明らかに違うのです。

アメリカ合衆国は移民の国で、外国籍を持つアメリカ市民もドナーとなることがあります。そのために前年度の移植実績5パーセントを限度に外国人への臓器移植を認めるというルールがあります。（略）

海外で生体から摘出された臓器の家族、親戚以外の第三者への移植は、ほとんど臓器売買によるものだと断言してもいいだろうと思います。メキシコもしかりです。

こうした移植に募金で集めた金を充当する。しかも教育の現場に立つものがやって許されることなのか。私は疑問に思っているし、厳しく批判されるべきだと考えています。

これまで海外で移植を受けた患者を複数取材してきましたが、患者本人を批判する記事は書いていません。それは日本の移植事情は最悪で、厚労省も日本移植学会も事態の改善に本腰を入れて取り組んでいないのを知っているからです。

生きるためには海外での移植に頼らざるをえない患者がいる現実を認識しているつもりです（だからといって海外での移植を支持しているわけではありません）。

小沢氏本人はどのようにお考えになっているのか、直接お話を聞きたいと思います。

ぜひ取材の時間を割いていただきたいと思います。

このように、小沢コーチ本人そしてT大学広報部に送信したメールをNHKのチーフディレクターに送ったが、菊池にとっては極めて不本意な番組が放送された。

カナダの弁護士デービッド・マタスは、何度も来日して小さな会合にも顔を出し「臓器のほとんどは良心の囚人から摘出されたものだ」と調査結果を発表していた。「日本の政府高官も医療界も、こうした事態に何の策も講じていない。日本はこの点については遺憾ながら後れを取っている。見て見ぬふりは、共謀と同じことではないだろうか」

マタスは、日本政府による、中国への渡航移植の放置は「共謀」とまで語り、止めさせてほしいとしきりに訴えていた。死刑囚から摘出された臓器が用いられる中国での移植、明らかに臓器売買による移植が行われるメキシコ、これらの費用に学生や教え子から集められた金が使われようとした。スポーツ教育に携わる小沢コーチだが、この事実に躊躇《ためら》う気持ちはなかったようだ。またNHKもこうした事実をいっさい報道しない。公共放送としての報道姿勢に問題はなかったのだろうか。

チーフディレクターのS氏は私の批判に対し、「小沢コーチは最後の一線を越えずに踏みとどまったから放送した」と答えた。しかし、これまで述べてきたように、「踏みとどまった」というより医療事故によって移植手術が中止になったというのが事実だ。そもそも小沢コーチには踏みとどまる機会がそれまでに幾度もあったはずだ。

第11章 疑惑

菊池は元スタッフの河崎も名誉毀損で訴えた。河崎は2021年12月から菊池との会話だけではなく、患者とのやりとりも録音を開始している。その音声の一部がNHK「クローズアップ現代 追跡〝臓器あっせん事件〟知られざる渡航移植の実態」で放送された。

〈菊池被告の行為を悪質だと問題視した関係者たちが、録音を開始。16時間に及ぶやりとりから、活動の実態が浮かび上がってきました〉

ナレーションの後に菊池の音声が流れる。

「この世界、いろんなグレーゾーンとか秘密があるので。とにかく日本で患者を集める力は、僕がナンバーワンなんだよ」

さらにナレーション。

〈菊池被告は、渡航移植に望みをかける患者たちに多額の費用を支払わせていました〉

「『悪いけど、あと2000万出さなきゃ俺やらねぇよ』って。そしたらさ、プラス2000万振り込んできて、もらったよ、取った。ガチンと脅かしちゃおうかと思ったけど、それも大人げないから。金だけ取りゃいいからさ。だって移植やれるとこねぇじゃん、ほかに、うち以外に」

この会話は、菊池と元スタッフの河崎とのやりとりだ。

この後に河崎の証言が続く。

「強欲ですよね、ひと言でいうと。患者さんをお金と思ってますよね」

録音された菊池の音声を聞いている限り、河崎が指摘する通り、菊池の強欲ぶりが浮かんでくる。

一方、菊池は2000万円についてこう説明する。

「このやりとりはベラルーシで、肝腎同時移植を受けようとしていた金城さんの費用についてのものです」

金城真士男さんは、永野医師が開設した渡航移植外来を通じて難病患者支援の会に移植の相談があった患者だ。

2000万円の増額費用の中には、永野医師への「謝礼」も含まれているという。その「謝礼」によって、移植を受けて帰国した後、ケアにあたってくれる病院の手配は永野医師に担当してもらおうという菊池側の思惑があった。実際、永野医師は帰国後、ケアにあたる医師のめどを立てていた。

「最初、金城さんはダイレクトに私どものところに相談に来られました。その後、永野先生の渡航移植外来も訪ねられた。最初にお伝えした費用と、実際に移植計画が動き出した時とでは円安がかなり進んでいたんです。そうした状況も河崎には説明してありますが、あの部分だけを切り抜かれて報道されました。患者1人、海外で移植を受けさせれば、莫大な利益が上がるような報道を多くのマスコミがしていましたが、すべてのケースで収益が上がるというわけではありません。手術はうまくいきませんでしたが、半年間、ウズベキスタンに滞在していた牧口さんのケースなどは、あれだけ長期間の待機を想定していないので、滞在費、透析費、その間のスタッフの給与、手当てなど様々な経費を計算すると、実際は赤字なんです」

難病患者支援の会は、多くのメディアが報道したような悪辣極まりない組織だとは思わないが、かといって、まったくクリーンな組織でもない。そもそも渡航移植は様々なグレーゾーンに踏み込まなければ成立しない医療でもあるのだ。

「臓器売買」の部分だけを「外注」する海外渡航

厚労省の調査では、2023年5月31日までに543人もの渡航移植患者がいて、移植後も国内の病院でケアを受けている事実が判明した。どのケースも日本臓器移植ネットワークとは無関係で移植が行われている。多くが臓器移植法11条、12条1項に抵触すると思われるが、しかし、警察が捜査に動いた形跡はまったくない。渡航移植患者を結局、何らかの形で多くの病院が受け入れているのだ。

河崎は「クローズアップ現代」の中でこう証言している。

「完全に自分たちがやっていることは違法だっていう解釈を私はしました」

私の取材でも「自首するつもりで警察に行きました」と述べている。

彼が録音したテープは読売新聞、NHKでも大きく取り上げられた。それ以外にも、河崎はキルギスで行われようとしていた臓器売買の実態を示す証拠を入手していた。牧口さんのドナーはウクライナ人女性で、ドナーと牧口さんとが親戚関係だとして倫理委員会にかけようとしたのか、偽造の日本旅券が作られていた。その写真まで河崎は入手していた。

菊池は釈明する。

「偽造旅券の存在は、読売新聞の報道で知ったくらいで、どういう経緯で作成されたのかは、私はまったく知りません」

中国であろうと、ブルガリア、キルギスであろうと、ドナー臓器の出所を考えると、難病患者支援の会の活動を全面的には首肯《しゆこう》できない。

渡航移植というものは、難病患者支援の会に限らず、臓器売買という闇の仕事の部分だけを「外注」で進めるのだ。しかし生命の危機が目の前に迫った患者を救うには、こうした方法以外にはないというのも事実だ。

ブルガリアとウズベキスタンは国立病院、キルギスは私立病院、ベラルーシは国立と州立、中国と同じように臓器の手配のすべてを、難病患者支援の会は病院側と病院が提携している移植斡旋組織に託した。ベラルーシは死体からの移植だったが、ブルガリア、ウズベキスタン、キルギスは病院が独自の移植斡旋組織を持ち、移植臓器の中には臓器売買によるものが多く存在した可能性が極めて高い。

ウズベキスタン、キルギス、ベラルーシで患者のケアにあたっていた河崎の内部告発に端を発して、一連の報道が始まり、菊池の逮捕につながった。

しかし、内部告発は河崎が退社した後の2022年8月以降だ。

2022年の年明け早々に帰国した小沢コーチは、永野医師に対して2500万円の金銭要求を突きつけ、応じなければ警察、弁護士、マスコミ、T大学に「相談」し、「しかるべき手続き」を取るとメールを送っている。

それに呼応するように、キルギスにいた河崎が菊池に連絡を入れた。

「小沢コーチの移植費用は全額、すぐ返したらいいと私に言ってきました」

通訳を務めていたアナスタシアも同様のメールを菊池に送信してきた。

〈私の意見は（小沢コーチを）日本に返（ママ）して、全額返金したほうがいいです〉

河崎、アナスタシアの意見に菊池は違和感を覚えた。小沢コーチの移植を引き受けようとする他の斡旋組織があるのではないかと感じたという。

永野医師も菊池も小沢コーチの要求にはいっさい応じなかったが、警察もマスコミもこの時点ではまだ動いていない。

きっかけは菊池への「返還」

小沢コーチが難病患者支援の会を告発した動機は、菊池が勧める違法な移植に気づき、このままでは自らも「加担」することになるとわかったことで、それゆえ実名の告発に踏み切ったと、いくつかのメディアで証言している。放置すればさらに被害者が増えるからだ、というものだ。

河崎の内部告発の動機も小沢コーチと同じだ。河崎は菊池が進めていた渡航移植は違法だと確信を抱き、２０２１年12月から菊池とのやりとりを録音し始めた。牧口さんの悲惨な移植は２０２１年12月18日だ。その前後に河崎はウクライナ人女性の偽造パスポートまで入手していた。

ところが2022年、年が明けても、なぜか、河崎も小沢コーチも、2人とも告発どころか沈黙していた。河崎は退社することもなく、ベラルーシに渡った隅川さんのケアにあたっている。

この疑問を解く手がかりがある。

2022年2月24日、ウクライナ戦争が勃発。そうした緊迫した世界情勢の中でベラルーシでの移植は進められた。5月以降の動きは以下の通りだ。

5/21　隅川さんベラルーシ入り。
6月某日　金城さんが河崎とともにベラルーシ入り。
7/21　菊池は小沢コーチに使った経費を差し引き、残った1369万円を返還。
7/25　菊池が預けておいた患者の移植費用14万ドルをアナスタシアが横領して退社。
7/28　金城さんから4000万円の返還を求める通知書。
7月末　河崎が退社。
8/7　読売報道。
8/18　牧口さんから「金で誠意示して」とメールが送られてくる。
9/13　根本さんから3000万円の要求。

2023年に入ると、河崎に動きが見られた。

菊池の逮捕直前、河崎は、渡航移植を待つ岩手県在住のある患者に「菊池は逮捕される」と電話し、さらに「もっと安く移植は可能だ」と伝えている。

2/7　菊池逮捕。

逮捕直後、河崎は、都内在住の患者にも「こちらのほうが安くできる」と渡航移植の勧誘をしている。その患者から河崎は「スタッフに採用してくれた菊池に対して、そんなことをするものではない」とたしなめられ、河崎は「交通費」として5万円を受け取っている。

「私は直接患者本人から話を聞きました」と菊池は私に証言している。

5/23　NHK「クローズアップ現代」放送。

番組の中で、小沢コーチが、自分が支払った費用の全額は今も戻ってきていないと証言するシーンが流れた。この放送後、永野医師は992万1720円の「和解金」を小沢コーチに支払っている。小沢コーチの証言が、永野医師の「和解金」のきっかけになった可能性が考えられる。

河崎から勧誘を受けた患者の証言

河崎は、通訳のアナスタシアと組んで渡航移植を望む患者にベラルーシで腎臓を移植させようとした可能性がある。

金城さん遺族が起こした4000万円返還訴訟の法廷で、菊池は「『菊池は逮捕されたので、もう終わりです。今後は私のほうで相談にのります』と河崎が、移植を待っている患者を勧誘した事実がある」と証言した。私はそれを傍聴席で聞いていた。

この患者は、難病患者支援の会を通じて十数年前に中国で移植手術を受けていた。しかし、数年で移植した腎臓は廃絶。2度目の移植を望んでいた。

私は事実関係を河崎に確かめたが、河崎は全面否定した。しかし、菊池は名誉毀損の法廷に、河崎から勧誘された患者の証言を証拠として提出する予定だ。それにはこう記されている。

年が明けた2022年2月初旬に菊池氏が逮捕されましたが、その1、2週間ぐらい前から河崎より電話が入り『菊池は近い内に逮捕されますよ』と聞かされました。NPO法人へ手術代金の一部を支払い済みだったので、菊池氏の逮捕は衝撃的な話でした。

そして、河崎の予告通りに、菊池氏が逮捕され驚きました。その数日後に河崎から電話が入り『海外の腎臓移植は菊池の言っている金額の半分で出来ますよ』と暗に腎臓移植の誘いを受けました。また、菊池は暴利を得ている悪い人間との意味も含んでいたと思います。

続いて河崎は『菊池に預けたお金があるでしょう。それを返してもらうのは当然ですよね』と聞かれ、私は『そうですね』と返答したら、『そのことをNHKと読売新聞へ証言してもらえませんか？』続いて『あなたの携帯番号をNHKと読売に教えてもいいですか？』と聞かれ、私は了承しました。

河崎は『今、菊池がいちばん恐れているのはマスコミです。返金を引き合いにNHKと読売の名前を出せばよい』と言われ、彼の提案をNPO法人の事務員に伝えました。3年前のことなので正確な言葉までは覚えていませんが、概ねこんな内容だったと思います。

数日後、読売新聞とNHKから電話が入り、盛岡市まで訪ねて参りました。NHKと読売新聞、双方の記者は個別に来訪されました。読売新聞の記者は録音を取りながら約4時間近く取材されました。内容は15年前、菊池と出会った最初の腎移植から、今日までの詳細な経緯を聞かれ、回答しました。その結果、『今回の取材は記事にしない事になりました』と後日、記者から電話が入りました。

NHKは1時間前後の取材でした。私は事実関係を率直に話しました『私自身の移植手術は成功したとは言えないが、成功している人を知っているので、菊池さんに感謝している人は、たくさんいると思いますよ』と回答しました。NHKも何ら報道することはありませんでした。

取材後、河崎氏から何度か連絡はありましたが、たとえ移植手術が半額になろうとも、自身が世話になったであろう、雇用主の逮捕に乗じて、マスコミへ誘導する行為は容認しがたく、彼に対して不信感を持ったので、彼の話には応じませんでした。

さらにキルギスで重体に陥った牧口さんも、菊池は名誉毀損で訴えた。彼女はウクライナ人ドナーのパスポートが偽造されたことについて、NHKのインタビューに答えている。

「全然知りませんでした。病院に提出するためにパスポートが必要だからって。犯罪やと思いました」

その前にナレーションが入っている。

〈NPOのスタッフの証言から、Aさんはさらなる違法行為に巻き込まれていたことが分かりました。パスポートの「偽造」です〉

「ＮＰＯのスタッフ」とは河崎で、Ａさんとは牧口を指す。２人の証言から、菊池がパスポートの偽造に深くかかわっているという印象を強く与える構成だ。しかし、菊池は偽造パスポートの存在を読売新聞の報道で知ったと、私の取材に答えている。

「病院に対して被告牧口のパスポートを提出したのは原告ではなく、ましてや情報を持っていないドナーのパスポートの偽造に関与することは不可能であり、原告が被告牧口のドナーのパスポートの偽造に関与したことは一切ない。したがって、被告河崎及び被告牧口が被告ＮＨＫのインタビュアーに対して述べたと考えられる『原告が被告牧口のドナーのパスポートの偽造に関与した』旨の供述は、虚偽であることが明白である」

と、ＮＨＫを訴えた訴状の中でも菊池側は主張する。

「難病患者支援の会」を潰して新たな組織を作る動き

一方、在ベラルーシ日本国大使館元職員のセルゲイ氏の情報によれば、ベラルーシでの外国人枠を日本人が獲得するのは極めて困難であるという。日本はロシアに制裁を加えている。親ロシアのベラルーシとしては、なぜ、反ロシア派の日本人の移植を引き受けなければならないのか。そうした批判の声もあり、日本人の移植は当面は拒否されるだろうし、こうした状況はしばらく続くと思われる。

ところがアナスタシアはベラルーシ国内の移植ツーリズム会社に打診し、9月以降可能という情報を得ていた。9月から日本人の移植が可能と考えていたふしが見られる。7月21日、小沢コーチが菊池から1369万円を取り戻した瞬間に、彼らは一斉に動き出した感がある。

こうした一連の流れを見てくると、斡旋組織の無謀な渡航移植に翻弄された被害者の怒りの抗議、違法性を認識したスタッフの内部告発といった構図とは異なる、もう一つの側面が浮かんでくる。

被害者をこれ以上出さないようにするための内部告発、実名告発は真実なのか。もう一つの他の動機が見え隠れする。それは難病患者支援の会を潰して、新たな組織を立ち上げて渡航移植希望者にベラルーシで腎臓を移植させるというものだ。

難病患者支援の会の伊与田・前理事長の取引先、メインバンクへの怪文書送付はそのための布石ではないのか。この怪文書の送り主は依然、不明だ。

ベラルーシで医療通訳にあたっていたセルゲイ氏を排除しようとした形跡も見られる。河崎はセルゲイ氏に読売新聞の一報をテレグラムで送り、厚労省、外務省からセルゲイ氏の「金銭の授受」、つまり謝礼について問い合わせが来ていると伝えている。

菊池の逮捕前後、河崎は2人の患者に、菊池よりも安い費用での渡航移植をほのめかしている。

アナスタシアによる14万ドルもの横領は、新たな組織作りのための資金ではなかったのか。ウクライナ戦争は混沌《こんとん》とした状態で、現在も続いている。日本人への移植再開のめどなど立っていない。

小沢コーチは、その後、永野医師から「和解金」を受け取り、結局、難病患者支援の会に支払った金額以上の金を手にしている。イスタンブールでラグビー仲間から腎臓を提供してもらう第三者間の移植を試みたが、移植は実現せずに小沢コーチの移植は完全に宙に浮いた状態だ。

第12章 歪んだ移植医療

菊池仁達の逮捕後、他の斡旋組織は逮捕を恐れて渡航移植を控えていた。しかし、それほど長い期間ではなかった。すでに動き出し、海外へ患者を送っている組織もある。

厚労省の許可を得ているのは公益財団法人日本臓器移植ネットワークだけだが、海外での移植は扱っていない。菊池の逮捕、起訴によって海外での移植は、臓器の無資格斡旋では逮捕されるが、臓器売買では逮捕できないことが明白になった。

海外の日本人患者を受け入れる病院で、その病院と手を組んでいる移植コーディネート組織が、ドナーを手配し、臓器売買で手に入れた臓器で移植を受けても逮捕はされない。結局、菊池事件はその事実を白日の下にさらしただけだ。

日本移植学会をはじめとする日本臨床腎移植学会、日本内科学会、日本腎臓学会、日本透析医学会の5学会は、2022年12月27日、「イスタンブール宣言2018版を共同で承認」すると声明を発表した。

「臓器取引や臓器摘出のための人身取引、また貧しく弱い立場の人々から臓器を購うために海外に赴く患者など、数多くの事例が報告されている。（略）

移植の恩恵は、非倫理的行為や搾取的な行為に依存することなく最大化され、公平に、それを必要とする人々に分配されなければならないという、臓器移植専門家と関連分野の5学会の決意をここに表明するものである」

空虚な言葉が並ぶ声明は、日本の悲惨な移植の現実を象徴するかのようだ。

イスタンブール宣言が採択されたのは2008年だ。その前後までは「非倫理的行為や搾取的な行為に依存」した渡航移植が堂々と行われていたのだ。レシピエントは免疫抑制剤を処方してもらうために、移植医の診察を受けた。移植にかかわる医師たちは、渡航移植の実態を十分に認識していた。

イスタンブール宣言後、渡航移植患者は以前のように診療が受けられなくなった。

「○○医師の相場は100万円だ」「それは以前の話だ。今は150万円だ」

こんな話が海外で移植を受けた患者の間では交わされていた。「相場」とは帰国後のケアを依頼する時の「袖の下」の金額だ。

信頼できる斡旋組織を紹介してほしいと患者から依頼された医師が、病室で斡旋組織の携帯電話番号を付箋に記し、それをそっと患者に渡したなどという話まである。こうした話が表に出ないのは、患者は免疫抑制剤を生涯服用しなければならないからだ。その医師からは離れられない運命にある。

日本移植学会と厚労省の無策

海外での死体腎移植、しかもその国では合法とされる外国人への移植手術の斡旋が、皮肉にも臓器移植法違反で有罪とされ、臓器売買による生体腎移植は罪に問われない。臓器移植法をザル法と書いたが、現実的にはザルどころか底が抜け落ちた鍋と同じだ。

しかし渡航移植はどんな形式を取っても金銭が絡む臓器売買でしかない。難病患者支援の会が進めてきた中国での移植も、病院と病院が委託する斡旋組織から移植医、看護師、有力共産党員、裁判所、警察署、そしてドナーが死刑囚の場合は遺族にも金が渡る。

海外腎移植事情研究協会は、患者を指定された病院に連れて行くだけで、現地の病院、斡旋組織が移植医、ドナー臓器の手配をする。いわば臓器売買の「外注」で、斡旋組織がドナーから直接臓器を買うケースもあれば、日本人患者と結婚、養子縁組を偽装して、ドナーを確保する場合もある。

臓器移植119は、代表自らが臓器の手配をするか、あるいはやはり現地の斡旋組織に依頼する。

どの組織もすべて診療報酬以外の金が絡んでいる。臓器売買の闇には、臓器移植119以外の組織は直接には手を出さないで、「外注」に徹している。日本の臓器移植法は海外での移植にも適用されるが、事件の立証はほとんど不可能だ。

日本移植学会など関連5学会の共同声明を見るまでもなく、渡航移植には様々な問題があるのは明白だ。それでも患者は渡航移植斡旋組織に頼らなければならないほど日本の移植事情は悲惨だ。その現実を移植学会や厚労省は理解していないのだ。あるいは理解していても、その解決に向けて実効性のある政策を打ち出せずにいる。

「角腎法」ができても増えなかった日本の移植

人口透析と移植は、慢性腎不全治療の「両輪」といわれてきた。しかし、透析治療が導入された頃は、すべての慢性腎不全患者が受けられる治療法ではなかった。導入当初は保険適用もなく、透析費用のすべてが患者の自己負担だった。経済的余裕のない慢性腎不全患者は、尿毒症に陥り、発症から1、2週間で死んでいくしかなかった。

人工透析（血液透析）医療が保険適用になったのは1967年だが、それでも透析医療費は極めて高額だった。

腎臓病患者の患者会組織「全国腎臓病協議会」のHPには、こう述べられている。

「日本で人工透析療法が導入されたのは1960年代後半で、1967年に血液透析が健康保険の適用となりました。とはいえ、今のように自己負担がまったくない患者は社会保険の本人だけで、当時の健康保険制度では社会保険の家族は5割の自己負担、国民健康保険は3割の自己負担があり、その額は1か月に10~30万円にのぼりました」

1967年のサラリーマンの月給は3万6200円、1968年の大学卒の初任給が3万6000円という厚労省の統計がある。こうしたことを考えれば、人工透析を受けられる患者は限られていた。

人工透析治療が、慢性腎不全患者の命を救える治療法だとしても、患者やその家族にとって経済的な負担がどれほど過酷なものだったか、想像に難くない。1969年当時、透析患者は全国で380人という数字がある。このくらいの数の患者しか受けられない、つまり富裕層のための医療だった。1972年には、慢性腎不全患者は身体障害者福祉法の適用を受けるようになり、透析患者は一気に増えていった。その医療費を支えたのは日本の高度経済成長だった。

一方、治療法があるのに、経済的理由で治療が受けられずに死んでいく患者を目の当たりにして、中には移植医を志す医師もいた。移植の黎明期はそうした医師が手探りで移植医療を進めてきた。

1960年代から1970年までに、日本国内で実施された腎臓移植は、生体腎移植が137例、心停止下の献腎移植が37例だった。1971年、生体腎移植38例、献腎移植4例。1972年はそれぞれ17例と4例。

移植数はこの程度しかなかった。また1970年までの1年生着率は50%から60%、5年生着率は12%で、移植は医療としてはまだ確立されていなかった。

移植した腎臓が廃絶したり拒絶反応を起こしたり、あるいは合併症を起こしたりしてレシピエントが死亡するケースが相次いだ。

移植後の拒絶反応を抑制するために、レシピエントには免疫抑制剤が投与される。当時はアザチオプリンという免疫抑制剤とステロイドが併用された。免疫抑制剤の投与によりレシピエントの免疫機能は明らかに低下する。それでも移植された臓器に拒絶反応が起きないようにするためには、免疫抑制剤は不可欠だ。

しかし多すぎれば、細菌・ウイルスによる感染症を引き起こし、重篤な合併症につながる。少なければ拒絶反応が起きる。1960年代後半から1970年代にかけて行われた移植の成績は低迷した。

そうした状況に大きな革命をもたらしたのがシクロスポリンという免疫抑制剤だった。1978年に開発されたシクロスポリンによって移植臓器の生着率、レシピエントの生存率が飛躍的に高くなった。

　1990年代に入り、藤沢薬品（現アステラス製薬）が開発したプログラフによってさらに確かな医療となった。

　それまでは医師の裁量権の範囲で行われていた腎臓の摘出・移植だが、1980年には、心臓が停止した後の角膜《かくまく》と腎臓の提供を可能とする「角膜及び腎臓の移植に関する法律」が施行された。この法律によって死者からの角膜と腎臓の摘出が可能になった。しかし、無制限に医師が摘出できるようになったということではない。

「死体からの眼球又は腎臓の摘出をしようとするときは、あらかじめ、その遺族の書面による承諾を受けなければならない。ただし、死亡した者が生存中にその眼球又は腎臓の摘出について書面による承諾をしており、かつ、医師がその旨を遺族に告知し、遺族がその摘出を拒まないとき、又は遺族がないときは、この限りでない」

　いわゆる「角腎法《かくじんほう》」によって、角膜、腎臓の提供者は増えると思われたが、実際にはそうではなかった。亡くなった人から腎臓二つを提供してもらえれば、2人の慢性腎不全患者に移植ができる。「角腎法」は移植を望む者にとって新たな希望だった。しかし、そうした移植が増える兆しはまったくなかった。

多くの問題を抱える日本臓器移植ネットワーク

その一方で、家族間で行われる生体腎移植数は確実に増えていった。

50代、60代の患者は透析治療を受け、働き盛りの世代は移植を強く望む傾向が強かった。家計を維持するために働きたいと考えるし、子供を育てるためにも元気でいたいと思う。

さらにこれから社会の一線に立ち、働き、結婚して家庭を持つという20代、30代の成人が慢性腎不全を発症した家庭では、親はなんとしても自分の子供に移植を受けさせたいと考える。

優れた免疫抑制剤によって、9割のレシピエントが移植に成功し、透析から離脱した。しかし、どんなに移植を望んでも、簡単には移植のチャンスは回ってこない。

「角腎法」が施行され、死亡した患者が生前臓器提供の意思表示をしていたとしても、医師は遺族を説得しなければ、臓器を摘出することはできない。いずれにせよ臓器提供をしてもらうには、遺族の了解を取り付けなければならない。

家族から提供してもらえる患者はいい。家族からの提供が望めない患者は、死亡した第三者からの臓器提供を待つしかない。

紆余曲折《うよきよくせつ》を経て1997年に臓器移植法が施行された。

臓器移植法の成立を見込んで、最適な移植希望者が移植を受けられるように、日本腎臓移植ネットワークが1995年4月に設立された。さらに1997年10月16日の臓器移植法の施行と同時に日本臓器移植ネットワークとして改組され、脳死後の臓器提供の対応が始まった。

腎臓移植を推進してきたのは外科、あるいは泌尿器科の医師だ。泌尿器科医は、直接慢性腎不全の患者の治療にあたるため、自分が担当する患者を救いたいという思いは当然強くなる。

移植医自ら脳外科医、救命救急医を懸命に説得し、彼らから遺族を説得してもらった。それまで患者の命を救おうとしていた医師が、患者が死亡した瞬間に遺族に臓器の提供を求める。

「人でなし！」

そんな罵声が浴びせかけられた。説得にあたる医師にかかるストレスは筆舌に尽くしがたいものがあった。

ドナーの死後、腎臓を提供すると家族から承諾が得られたとしても、死亡する時間など誰にもわからない。提供者が亡くなった後、可能な限り早く腎臓を摘出して、レシピエントに移植しなければならない。臓器摘出に備えて常時病院に医師を待機させておく必要がある。臓器提供の現場では、数日から場合によっては1週間、10日とその病院に待機するケースも出てくる。泌尿器科医としての通常の診療を行いつつ、一方でこうした摘出のための態勢を維持しなければならなかった。

そうして得られた貴重な臓器が、日本臓器移植ネットワークの管理下で全国の患者に配分された。移植医が目の前の苦しんでいる患者を救うことは事実上不可能になってしまった。

日本臓器移植ネットワークが発足すると同時に、提供された腎臓は摘出した病院の手を離れ、臓器配分の公平、公正を保つために日本臓器移植ネットワークの管理下に置かれ、全国の患者の中から最適なレシピエントに回されるようになった。

一部にはこのシステムに異議を唱えた移植医もいた。たとえ一時期、移植のチャンスに地域格差が生じたとしても、臓器提供が行われた地域の患者に優先的に移植されるべきだとした。つまり提供臓器を確保した病院に、移植臓器をどの患者に移植するか、その優先権が与えられるべきだと主張したのだ。しかし、こうした意見は少数だった。

臓器提供に医師、病院側がどんなに貢献しても、提供された臓器はすべて日本臓器移植ネットワークに吸い上げられ、日本臓器移植ネットワークに登録されている患者の中から最適な移植希望者に移植された。

それは、臓器移植に熱心に取り組んでこなかった地域にも移植のチャンスが訪れ、登録患者を多く抱えている大病院に提供臓器が配分されるという結果につながった。提供される臓器は当然減っていった。移植のチャンスはどの患者にも平等に訪れるが、その結果、15年待ちという悲惨な現実を迎えることになった。

現在はレシピエントの選択基準にポイント制が導入され、臓器提供があった同一都道府県内の場合には12点、同一ブロック内の場合には6点が加算される。また、ＨＬＡの適合度、待機日数、年齢などが考慮され、レシピエントが決定されるようになっている。しかし、一度、後退させてしまったシステムは元には戻らなかった。

世界標準なのに修復腎移植を「原則禁止」にした日本移植学会

医療として移植は確立されたにもかかわらず、提供臓器は少なく、透析が限界に達した患者は命を落とした。こうした状況の中で、宇和島徳洲会病院の万波誠医師と瀬戸内グループと呼ばれた医師たちが進めていた修復腎移植（当時の呼び名は病腎移植、病気腎移植）に注目が集まった。

瀬戸内グループとは万波誠医師の弟で岡山協立《おかやまきょうりつ》病院（当時）の万波廉介《れんすけ》医師、呉共済《くれきょうさい》病院（当時）の光畑直喜《みつはたなおき》医師、香川労災《かがわろうさい》病院（当時）の西光雄《にしみつお》医師らのことで、彼らはチームを組んで移植手術を行っていた。万波誠医師は山口大学医学部出身だが、他の3人は岡山大学医学部の同窓生だ。機会あるごとに集まって情報交換し手術を助けあってきた仲間だった。修復腎を慢性腎不全の患者に移植し、世界的にも注目を浴びる実績を残していた。

万波医師らが行った修復腎移植は42件。

移植で最も生着率、生存率が高くなるのは生体腎移植だ。脳死、心停止（死体）から提供された腎臓がそれに続く。修復腎移植は生体と脳死、死体腎の中間の成績を上げ、第三の移植の道を開く可能性を秘めていた。

しかし、日本移植学会は万波医師らの修復腎移植を激しく非難した。がんに侵された腎臓を移植すれば、がんが再発、転移するという思い込みから万波医師と瀬戸内グループの医師らにマスコミの非難が集中した。

日本移植学会は厚労省に強く働きかけ、万波医師らが行ってきた修復腎移植は「原則禁止」へと追い込まれた。

移植臓器の不足は日本だけではなく、世界的に見ても明らかで、世界中でマージナル（境界線）な臓器を用いて移植を進めようとする動きが加速していた。実は修復腎移植は世界で多くの実績を上げていた。万波医師と同じように修復腎移植に取り組んだ医師もいたのだ。

欧米では積極的に修復腎を用いた移植が進められている。しかし、日本では修復腎移植は「原則禁止」の措置が取られてしまった。

レシピエントには移植後、免疫抑制剤が投与されるため、がんが発生しやすくなるという事実はある。しかし、がんに侵された腎臓を移植すれば、再発、転移が起こるという考え方は2000年に入り大きく変わってきていた。

アメリカでも移植用の腎臓が不足している現実に、2008年にOPTN（臓器確保と移植ネットワーク）とUNOS（全米臓器提供ネットワーク）が共同でDTAC（疾病伝達勧告委員会）を立ち上げた。そこで悪性腫瘍を持つドナーから悪性腫瘍が持ち込まれるかについて、研究が進められた。

その結果は「臓器移植におけるドナー伝達の悪性腫瘍：臨床的リスクの評価」としてナレスニクらによって発表されている。この論文には10の医科大学と一つの大病院、UNOSの13人の専門家も名前を連ねている。

研究の成果をまとめた論文では、小径腎がんの再発危険率を以下のように推定している。

直径1センチ……0・1％未満
直径1センチ以上2・5センチ未満……0・1～1％
直径4センチ以上7センチ未満……1～10％

堤寛《つつみゆたか》教授（当時＝藤田保健衛生大学）は広島県医師会の「腫瘍組織登録」データを分析した。広島県内では毎年150件の腎細胞がんの手術が行われている。人口比から推測される日本全国の腎細胞がん手術は6660件、このうち直径4センチ以下のものは48・2％、つまり3210件で、これらのうち83％（当時）が全摘出手術だとすれば、修復腎移植に使える摘出された腎臓は2664個ということになる。

仮にインフォームド・コンセントなどの手続きを経て、半数が移植への同意が得られたとすれば1332個の修復腎が移植可能になる。

さらに腎動脈瘤、尿管狭窄の修復腎が利用できれば、毎年2000件程度の修復腎移植は理論上可能になる。

年間2兆円、透析市場のうまみ

万波医師らが行った42例の修復腎移植は、初めての移植ケースが14例、2回目20例、3回目6例、4回目2例だった。生体腎移植も、脳死、心停止からの献腎移植ももはや不可能と思われる患者に修復腎移植を行っていたのだ。

もっと多くの患者が修復腎移植の恩恵を受けられたはずだ。しかし、日本移植学会はそれを潰してきた。

いったい何のために修復腎移植を禁止にしてきたのか。

日本の移植と透析は極めて歪んだ形で発展してきた。臓器移植法が施行されてから27年ほどが経過するが、一向に臓器提供者数は増えない。現在、透析患者数は約35万人。透析患者は1級身体障害者と認定され、年間約500万円の医療費が、すべて国費で賄われている。

透析患者の中には、透析医から移植についてまったく知らされない患者もいれば、移植など必要ないと相談にさえ応じてもらえない患者もいる。患者にとって本来は両輪であるべき治療法が、一部の心ない医療関係者にとっては、利益相反《そうはん》の治療法になっているのだ。

透析市場は年間2兆円市場と囁かれ、透析患者を多く抱えることは病院の安定経営につながる。つまり透析医療は儲かるのだ。移植医療の拡大は透析医療をしぼませる。ここに移植医療拡大を阻む理由が潜んでいるように思える。

年々増大する医療費（健康保険制度）は破綻寸前とも言われ、止まるところを知らない透析医療費がその引き金になるのではと見られている。しかし、その一方で、背後に見え隠れするのは、その医療費に群がる医療関係者という歪んだ構造だ。

そして、慢性腎不全患者のＱＯＬや生命よりも自分たちの権威や利益を優先する日本移植学会の醜い体質、日本移植学会幹部と製薬会社、あるいは透析医療機関との癒着だった。

高原史郎《たかはらしろう》・移植学会元理事長は、２００５年から5年間、ノバルティスファーマ株式会社から2億５０００万円の寄付によって開設された大阪大学大学院「先端移植基盤医療学寄附講座」の教授（当時）でもあった。

高原教授の寄附講座はさらに5年間延長され、ノバルティスファーマ、アステラス製薬、日本化薬、中外製薬、医療法人蒼龍会（当時）井上病院から合計2億６３００万円の寄付を得て、２０１４年まで継続された。

「先端移植基盤医療学寄附講座」に対する奨学寄付金額がいちばん多いのは、免疫抑制剤シクロスポリンを製造しているノバルティスファーマだ。

ノバルティスファーマの降圧剤バルサルタン（商品名ディオバン）は京都府立医科大学、慈恵会医科大学が臨床研究を行い、その臨床データに改ざんの疑いが持たれた。改ざんに加担したと見られる研究室所属の研究者はノバルティスファーマから多額の奨学寄付金を受け取っていた。

高原・元理事長に奨学寄付金を提供しているのは製薬会社だけではない。医療法人蒼龍会井上病院の名前も見られる。同病院は大阪でも屈指の透析病院として知られる。こうしたことが移植医療の世界では平然と行われてきた。

透析医療と移植医療は「両輪」などではなく、まったく異なる医療だ。果たして利益相反はないと言えるのだろうか。

世界を牛耳る二つのユダヤ人組織

修復腎移植は原則禁止となり、その後、徳洲会は厚労省が認めた臨床研究としての修復腎移植を進めてきた。正当な医療であることを証明するための移植手術で、費用はすべて徳洲会が負担した。

宇和島徳洲会病院は2009年12月から2017年6月までに18例（第三者間13例、親族間5例）を臨床研究として、小径腎がんの修復腎移植を実施。これまでにレシピエントからがんが発症した例は一つも確認されていない。

2017年10月19日厚労省は、万波誠医師らが進める修復腎移植を入院費など一部が保険適用になる先進医療として、条件付きで認可した。先進医療認可にともない厚労省は臓器移植法の運用指針に記載されている「病腎移植については、現時点では医学的に妥当性がない」という表記を削除した。

修復腎移植が先進医療として認可された日は、くしくも万波誠医師77歳の誕生日だった。万波医師は先進医療認可を冷静に受け止めていた。

「修復腎移植に使える臓器をどうやって確保していくのか、問題は山積みになったままです。明日からすぐに修復腎移植の再開というわけにはいかないでしょう」

結局、先進医療認可後、万波誠医師は修復腎移植をまったく行うことなく2022年10月14日、他界した。

日本移植学会は患者の命を救えたはずの修復腎移植を妨害し、渡航移植にはまったく無為無策《むいむさく》だった。

マイナンバーカード、免許証に臓器提供意思を記載するように呼び掛けても、もはや限界に来ている。抜本的な改革をしない限り、ドナーは増えないだろう。

韓国では法改正を行い、脳死間近の患者の家族に主治医以外の医療スタッフが臓器提供について説明することが義務付けられている。さらに2022年にも法改正が行われ、本人の意思が不明でも家族の承諾だけで臓器提供が可能となり、15歳未満からの提供も認められた。成果は着実に現れている。

日本ではこうした移植を増やすための論議は一向に進まない。2兆円ともいわれる透析医療費が大きな壁として立ちはだかっているように感じられる。

1963年までは、日本は輸血用の血液は売り買いされていた。売血をするのは低所得者層が多かった。またその血液を輸血された患者が感染症にかかるケースも多かった。そのために売血制度は1964年に廃止され、政府は輸血用血液を献血により確保する体制を確立するよう閣議決定した。

血液は再生する。だから貧しい人が血液を売っていた。

腎臓は二つある。だから世界の困窮者が臓器を売る。

その構図は、戦後の貧しい日本と重なる。犠牲になるのはいつも弱者だ。イスタンブール宣言はそうした移植を戒めるために出されたはずだ。しかし、日本の移植事情を変えない限り、渡航移植は止まらないだろう。

難病患者支援の会、海外腎移植事情研究協会、臓器移植119以外にも、日本人患者に海外での移植を勧めるHPはある。

悲劇的な危機：日本の腎臓移植

日本では、腎臓移植患者が悲劇的で生命を脅かす危機に直面しています。腎臓移植の平均待機時間は驚異の15年です。悲しいことに、透析患者の平均寿命はわずか6年しかありません。これにより、多くの患者が必要な命を救う移植を受けることなく、ゆっくりと苦しい衰退に追いやられています。

透析患者は約35万人に達し、年間の腎臓移植件数は2000件未満であり、日本の移植統計は世界最悪の状況です。患者とその家族は、希望の少ないシステムと戦いながら、時間との悲惨な戦いに閉じ込められています。

腎臓移植への最速の道

この絶望的な状況に救いの手を差し伸べます。私たちの包括的なサービスは、海外での腎臓移植を確保するお手伝いをし、待機時間を大幅に短縮します。私たちを利用すれば、日本での長く無益な待機を避け、移植待機時間が短い国々で世界クラスの医療施設と専門的なケアにアクセスできます。今すぐ行動を起こしましょう。今すぐお問い合わせいただき、健康で長い人生への旅を始めましょう。

こう記したHPには日本の電話番号も記載されている。本社の所在はワルシャワ、ポーランドになっているが、本社の電話番号はドイツだ。メールアドレスの記載もある。

世界の渡航移植を牛耳《ぎゅうじ》るユダヤ人の斡旋組織が二つあると、菊池が語っていたが、その一つの組織かもしれない。それが堂々と日本語のHPを開設しているのだ。日本語も自動翻訳機ではなく、日本人が書いていると思われる。透析患者数など最新のデータが盛り込まれ、菊池逮捕を契機にインターネット上に姿を見せた。

日本の斡旋組織も水面下では活発に動いているが、菊池逮捕でしばらくは今までのようにHPをアップして患者を募集するわけにはいかない。一方、海外の斡旋組織にとっては、日本の斡旋組織の動きが停滞している現在の状況は、大きなビジネスチャンスに映るのだろう。

深まる渡航移植の闇と、新たな犠牲者

警視庁に目を付けられていた海外腎移植事情研究協会だが、HPを再開した。「重要なお知らせ」には以下のように記されている。

「海外で臓器移植、特に腎移植を希望する日本人患者さんを受け入れてくれる医療機関は、2

008年に加盟各国により批准されたWHOの『イスタンブール宣言』採択後は数が激減したとはいえ、現在でも複数存在しています。しかしながら、その受け入れてくださる国や医療機関の受け入れ態勢は、その時々の厚生行政指針や法体系の変化により、しばしば突然に変更が生じているのも現実です。

私どもは従来の活動方針を変更いたしましたので、2021年以降は、日本人に対して臓器移植を行ってくれる医療機関と患者さまを結び付けて、移植手術の勧誘や仲介、調整・あっせん等は行っておりませんが、それらの医療行為を受けることを希望する患者さまが、自らの意志によって、ご自身で海外の医療機関と取り決めた治療計画に沿って治療をお受けになるにあたり、現地での医療通訳や、滞在中は不可欠となる、和食の差し入れを含む様々な日常的な役務を適正価格にてご提供いたします。これから海外にて腎移植をお受けになることをお考えの方々には、過去例に基づいた様々なアドバイスを差し上げられると確信しておりますので、ご遠慮なくご相談ください」

さらに臓器移植119は「国際腎臓患者サポートセンター」としてHPの体裁を一新してインターネット上に再登場している。長友はこれまでにも批判、非難を浴びるとHPを閉鎖し、しばらく時間をおいて名前を変更して姿を現し、患者を募集してきた。

「国際腎臓患者サポートセンターでは、腎臓移植を決断することは、あなたがする最も重要な選択肢の1つであることを理解しています。それはあなたの人生を変える決定であり、この旅の正しいパートナーを選ぶことが極めて重要だと私たちは信じています。以下は、あなたの腎臓移植に私たちを選ぶべき理由です」

その理由として6項目を挙げていた。

HPのトップ画面には、白衣の黒人女性と、手を差し伸べる医師の手が交互に映し出され、動画には腎臓移植を考えている東洋人家族の映像が流れる。さらに看護師と思われる聴診器を首にかけた白人男性1人、白人女性2人、黒人女性1人の写真も掲載されている。

長友は以前もトルコとロシアに拠点を置く国際臓器斡旋組織と手を組んでいた。今回も同じような組織と協力してHPを立ち上げたのだろう。このHPは国際臓器斡旋組織のHPの翻訳版と思われる。トップ画面で「ホーム」と表記されるべきところが「家」と記載されている。グーグルで「海外腎臓移植」と入力すると、国際腎臓患者サポートセンターがトップに出てくる。広告主は株式会社日本アンビスインターナショナルで、代表取締役社長は長友弘幸だ。長友はこの会社名義でこれまで渡航移植患者と「業務委託契約書」を交わしていた。

長友は翻訳版では患者が集まらないと判断したのか、「国際臓器移植サポートセンター」というHPを新たに立ち上げて、本格的に患者の「集客」を開始している。

新たな犠牲者が出るのは時間の問題だ。

菊池逮捕の陰で臓器斡旋組織は警察の手から逃れて、再び活動を開始した。結局、より深く水面下に潜り、手口も巧妙、狡猾に、そして大胆になった。逮捕されないのだから、好き放題に進めるだろう。

渡航移植の闇は深くなるばかりだ。

「臓器あっせん罪」に問われている菊池の刑事裁判は最高裁へと舞台を移したが、おそらく「棄却」という判決が予想される。棄却判決が下れば、NPOの法人資格は取り消され、難病患者支援の会は一般の民間団体になる。

菊池は、ベラルーシで肝腎同時移植を受け、結局、現地で死亡した金城さんの遺族から4000万円の返還訴訟を起こされた。ベラルーシで待機入院中の金城さんは、現地から、難病患者支援の会と交わした準委任契約を解除すると一方的に伝えてきた。支払った8500万円のうちすでに使ったと思われる4500万円を控除し、残りの4000万円の返還を遺族が求め裁判になっていた。判決は遺族の主張を認めて、菊池側は敗訴している。

もう一つ、ウズベキスタンに長期にわたって待機、キルギスに移動したが、結局、移植を受けられずに帰国した根本さんからも訴えられ、渡航移植のためにNPOに支払った金額のうち、使った経費の残り約1700万円だけは返還しなければならない。

しかし、これらの返還義務はNPO法人難病患者支援の会が負うもので、菊池個人に課せられたものではない。NPO法人格を失ってからも難病患者支援の会が、渡航移植の斡旋業務を継続し、利益を上げなければ返還は不可能だ。難病患者支援の会が以前と同じように渡航移植業務を継続させない限り、返還は見込めないという皮肉な現実に直面している。

しかし、中国の移植事情も変わった。習近平が世界的な批判を受けて、外国人への移植を禁止したからだ。中国は、法律で死刑囚からの臓器摘出を禁止していたが、実際には、堂々と臓器摘出は行われ、外国人に移植していた。それが完全に禁止された。

今後は中国以外の国で、臓器売買組織に臓器の手配を依頼し、その臓器を買って移植する渡航移植が横行するだろう。患者は外国人の移植を引き受ける病院に移植費用を直接支払う。その病院から依頼を受けた国際的な渡航移植斡旋組織が、臓器を購入し手配する。そこまでしても移植を受けたいと思う患者は確実にいる。その患者の渡航手続きと介護をするだけという体裁を取れば、日本国内の斡旋組織は罪に問われることはない。

臓器売買を「外注」にすれば、日本国内の斡旋組織は臓器斡旋をするわけでもなく、臓器売買にも無関係、患者が日本を離れ、帰国するまでの付き添いをするだけだ。どこの国のどの病院がそうした渡航移植を引き受けるのか、そうした情報を患者に提供するだけで、後は患者がすべてを自己責任で進めることになる。

イランは唯一、臓器売買を認めている国だが、それ以外に臓器売買を認めている国などない。

長友が推し進めてきたようにパキスタンのヤミ病院で移植を受けるか、あるいは手術施設は整っているが、施設を貸すだけという病院が利用される。ICUの施設もなく、移植医も他の国から国際的な斡旋組織が集め、手術終了と同時に姿を消す。こうした渡航移植が確実に増えていくだろう。

臓器売買による移植が明らかになっても、犯罪の立証は極めて困難だ。誰からいくらで購入したかも、仲介した斡旋組織も、移植医も特定はほぼ不可能だ。

患者の生きていたいという欲求は誰にも制止できない。

菊池は「臓器あっせん罪」の裁判を争うのと同時に、三つの名誉毀損裁判を提起し、その裁判に全精力をつぎ込んでいる。「臓器あっせん罪」を裁く法廷では真実は明らかにされない。

菊池は逮捕後、怒りに満ちた口調で言った。

「新聞は暴利をむさぼっているように書いた。でも、一審判決はそれを否定している。まったく無報酬でこの仕事をするわけにはいかない。合理的な経費をもらって、患者の命を救ったら犯罪になるのか」

菊池に命を救われたと証言する患者を複数取材した。実際、菊池が進めてきた渡航移植で命をつないだ患者は多数いる。しかし、それは中国という臓器提供国があったからこそできたことだ。1人の患者を救うために、1人の良心の囚人や法輪功関係者の死刑が執行された可能性もある。

中央アジアで行われた移植には、戦禍にみまわれているウクライナ人の臓器が使われた。パキスタン、メキシコでも貧しい人たちの臓器が買われている。こんなおぞましい移植は即刻中止すべきだ。

菊池が起こした三つの名誉毀損裁判は損害賠償請求だが、「患者の命を救ってきた」と自負して、汚辱にまみれたまま渡航移植を幕切れには絶対しないという強い思いを抱いている。

いくら多くの命を救ってきたとはいえ、難病患者支援の会の渡航移植も多くの問題点を抱え、法輪功関係者からは強い非難を浴びている。そうした事実を菊池は十分に認識している。しかし、だからといって良心的な患者であることを装った小沢克年コーチの「実名告発」、元スタッフだった河崎の内部告発をこのまま見過ごすつもりは菊池にはない。

河崎は自分の逮捕歴を自ら明かして、自分が見て、体験してきたことを私にも語ってくれた。だが、菊池の進める移植の違法性を認識しながら、「退職してください」という菊池に対して「謝罪文」を書いたり、偽造パスポートという決定的な証拠をつかんだりしているにもかかわらず、それ以後も7カ月にわたって、なぜNPOに籍を置いたのか、私には理解が及ばない。

本人は否定しているが、菊池逮捕の前から、渡航移植を望んでいる患者と接触し、渡航移植を勧誘しているような言動が見られるのはどうしたことか。

小沢克年コーチの証言はメディアで大きく取り上げられたが、果たしてそれが事実なのか、法廷で問われることになった。私は何度も取材依頼をしたが、何の返事もない。拒絶されるとは思ったが、最後は直接、電話して取材に応じるように頼んでみたが「二度とかけてくるな」と強い調子で言われた。

どうしても聞きたいことがあった。善意の寄付金で、イスタンブール宣言の精神に違反する渡航移植を進めようとしたことに、教育者として何も思うことはなかったのだろうか。

こうしたことが法廷で明かされる。目を背けたくなるような法廷闘争が繰り広げられるだろう。しかし、これは序章でしかない。日本の移植事情を抜本的に変えない限り、もっと醜い渡航移植の現実が展開される。

厚労省は臓器移植法が施行されてから27年が経過し、これまでの移植体制の見直しを迫られた。2024年12月にその改革案が公表された。

脳死判定後、日本臓器移植ネットワークは、提供されるそれぞれの臓器をレシピエントの優先順位にしたがって、患者の登録病院へ移植手術が可能か打診する。病院側はレシピエントの状態、さらには医療スタッフが確保できるか、空の病床はあるのか、こうしたことを考慮しながら、移植臓器を受け入れるかどうかを検討する。

問題がなければレシピエントへの移植は行われるが、２０２３年、脳死ドナー１３１人から提供された８２１個の臓器のうち１９４個は不成立で移植は行われなかった。移植医療体制の不備は明らかだ。

改革案では、移植希望患者は複数の移植施設に登録できるようになり、もし最初の登録病院で移植が受けられなくても、次の病院で受けられるようになる。

これまで日本臓器移植ネットワークが、遺族への臓器提供の説明、同意取得、そしてレシピエントの選定を担当してきた。移植コーディネーターは東京に23人、大阪、名古屋、福岡に合わせて5人、合計28人で全国のドナー家族を対象としていた。１人のコーディネーターが複数の移植ケースを担当することもある。

改革によって、日本臓器移植ネットワークは移植希望者の登録とレシピエントの選定を主な業務として、ドナー家族への説明、同意の取得は地域ごとに設置される新法人が担当することになる。

移植希望者が病院を選ぶために、各移植病院が移植待機者数、移植件数、移植後の生存率も公開し、臓器提供の経験が豊富な拠点病院が、経験の浅い病院を支援する体制を整えるなどの案が盛り込まれた。

スペインは脳死者からの臓器移植数が最も多い国として知られる。

日本では臓器提供の意思を表明している者、家族の承認が得られる者に限って移植が可能になるオプト・イン方式が採用されているが、スペインはオプト・アウト方式で、本人が移植臓器の提供を拒否すると意思表示をしておかない限り、臓器は摘出され、移植に回される。1979年にスペインではこの移植法が成立している。「アクティブな教育を受けた、臓器提供を専門とする医師や看護師を中心とする移植コーディネーターチームを救急現場に配備する」プログラムが1990年代後半からバルセロナを中心に始まり、1993年以降、臓器提供が飛躍的に伸び、スペイン・モデルとして世界的に注目された（論説：甲斐克則「スペインにおける臓器移植―バルセロナでの調査から―」）。

韓国では法改正を行い、着実に成果を出している（第12章）。

システムを整備し、移植医療を改善、充実させていく必要はある。効果が顕著に現れた国もある。しかし、日本の移植医療は制度に手を加えたくらいではもはやドナーを増やすことはできないのではないだろうか。

「1997年に臓器移植法が施行されてから、この26年間、日本の臓器提供数は常に年間100件前後で推移してきました。ただし、2021年の世論調査によると、仮に自分が脳死・心停止と判断された場合、臓器を『提供したい』と答えた人の割合は39・5％で、10人に4人は

臓器提供に前向きなのです」（広報誌「厚生労働」２０２３年10月号）

一方、２０２３年の脳死者数は推定1万人という数字を厚労省は発表している。４０００人のドナーがいても不思議ではないのに１００人程度のドナーしか現れない。移植システムを改善したところで大きな変革は望めない。

今求められているのは移植システムの再構築と同時に、ドナーを増やすための抜本的な改革だ。

脳死ドナーは臓器提供したことによって多大な社会貢献を果たしている。しかし、その評価も恩恵も受けることはない。ただ、ドナーの意思を支持し、また臓器提供に同意してくれた遺族の決断は尊敬に値するし、社会の称賛を受けるべきだが、現状ではその決意にインセンティブ（奨励）が与えられることはない。

善意で行われる臓器提供は無償で行われるべきで、インセンティブがあってはいけないのだろうか。今回の厚労省の改革案にはいっさい触れられていないが、こうした論議をすべき時に来ているのではないだろうか。

私案にすぎないが、臓器提供に応じてくれた遺族に対して健康保険の負担を、年限を区切って1割減にするとか、あるいは将来、ドナーの家族に移植が必要になった時は優先的に移植が受けられるようにするとか、柔軟な施策が盛り込まれてもいいのではないだろうか。

今回の改革で臓器提供が進まなければ、渡航移植はさらに拡大する。

最近になってインターネット上に現れた国際的臓器売買組織のＨＰに記載されているメッセージだ。

○○（註＝実際の組織の名前）の使命は、腎臓移植を必要とする何百万人もの人々に希望と健康の命綱を提供することです。私たちは、地理的な境界線に関係なく、患者が最高品質のケアと治療を受けられるようにすることに専念しています。私たちのコメ（ママ）ットメントは、世界クラスの医療施設への迅速なアクセスを促進し、腎臓移植のために患者を海外の一流の病院につなぎ、数年ではなく数週間で行うことです。卓越性、思いやり、効率性に重点を置き、患者とその家族が新たな幸福への旅路で直面する課題を軽減することを目指しています。心をつなぐ、命をつなぐ。

35万人もの透析患者を抱え、移植が遅々として進まない日本は彼らにとっては魅力に満ちたマーケットなのだろう。

こうしている間にも移植を求めて日本を飛び立つ患者は確実にいる。

著者略歴

高橋幸春
たかはしゆきはる

一九五〇年、埼玉県生まれ。

ノンフィクション作家、小説家。

早稲田大学を卒業後、ブラジルへ移住。

一九七五年から三年間、サンパウロで発行されている邦字新聞
「パウリスタ新聞」(現・ブラジル日報)の記者を務める。

帰国後、高橋幸春のペンネームでノンフィクションを執筆。

二〇〇〇年からは麻野涼《あさのりょう》名義で小説も手がける。

ノンフィクションに『カリブ海の「楽園」』(潮ノンフィクション賞受賞)、

『蒼氓《そうぼう》の大地』(講談社ノンフィクション賞受賞)、

『絶望の移民史　満州へ送られた「被差別部落」の記録』

『だれが修復腎移植をつぶすのか　日本移植学会の深い闇』

『日本の腎移植はどう変わったか』、
小説に『天皇の船』(江戸川乱歩賞候補「大河の殺意」を改題)、

『国籍不明』(大藪春彦賞候補)、『闇の墓碑銘』、ドラマ化された『死の臓器』などがある。

幻冬舎新書 759

臓器ブローカー
すがる患者をむさぼり喰う業者たち

二〇二五年三月二十五日 第一刷発行

著者 高橋幸春
発行人 見城 徹
編集人 小木田順子
編集者 志儀保博

発行所 株式会社 幻冬舎
〒一五一—〇〇五一 東京都渋谷区千駄ヶ谷四—九—七
電話 〇三—五四一一—六二一一（編集）
〇三—五四一一—六二二二（営業）
公式HP https://www.gentosha.co.jp/

ブックデザイン 鈴木成一デザイン室
印刷・製本所 中央精版印刷株式会社

検印廃止

Printed in Japan ISBN978-4-344-98762-3 C0295
た-26-1

＊この本に関するご意見・ご感想は、左記アンケートフォームからお寄せください。
https://www.gentosha.co.jp/e/

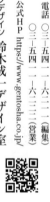